Les Fleurs de Bach et les typologies humaines

Leurs indications, leurs effets

Béatrice MARK

Les Fleurs de Bach et les typologies humaines

Leurs indications, leurs effets

Avec une contribution comportant 12 croquis de *Wolfgang Pink*, thérapeute familial systémique

Traduit de l'allemand par
Erika Laïs

Éditions Médicis

Adresse de l'auteur:
Béatrice Mark
Haberlstr. 16
80337 Munich
Allemagne

Adresse du collaborateur:
Wolfgang Fink
Lerchenstr. 43
82284 Grafrath
Allemagne

LE TRADUCTEUR

Erika Laïs est un des pionniers des quintessences du Dr Bach en France. Encore peu connues à l'époque, elle les proposait dès 1991 dans l'herboristerie qu'elle dirigeait alors à Paris. On lui doit la traduction française des *38 quintessences florales du Dr Edward Bach*, d'*Astrologie et essences florales*, du coffret *Les Fleurs du Dr Bach* (tous ces titres aux Éditions Librairie de Médicis), la rédaction de l'*Abécédaire des plantes aromatiques et médicinales* (Éditions Flammarion). Elle est consultante en astrologie et quintessences du Dr Bach.

Titre original:
Arzneimittelportraits der Bach-Blutenessenzen
Johannes Sonntag Verlagsbuchhandlung,
Stuttgart, 1999

Traduction française:

ISBN: 2-85327-159-5

19, rue Saint-Séverin, 75005 Paris
ISBN: 978-2-85327-436-4
contact@editions-medicis.fr
www.dervy-medicis.com

Note importante

La médecine, comme toute science, évolue sans cesse. Recherche et expérience clinique apportent des connaissances nouvelles, aussi bien dans les types de traitement qu'en matière de médicaments. L'auteur et l'éditeur ont mis le plus grand soin à tenir compte de l'état actuel des connaissances tant pour les indications que pour les dosages des essences florales. Ils ne pourront toutefois être tenus pour responsables pour l'utilisation effective des remèdes. L'utilisateur est invité à lire attentivement les notices qui accompagnent les produits et à consulter éventuellement un thérapeute floral s'il constate des divergences entre les indications ou contre-indications des remèdes et le présent ouvrage. Cette prudence est d'autant plus fondée quand il s'agit de remèdes peu courants ou nouvellement mis sur le marché. Tout emploi et dosage se fait sous la seule responsabilité de l'utilisateur. L'auteur et l'éditeur remercient le lecteur de leur signaler les divergences particulièrement frappantes.

Le présent ouvrage n'indique pas les marques déposées.

L'emploi de certaines appellations ne permet donc pas de conclure qu'elles sont commercialement exploitables.

Table des matières

Introduction

Lorsque l'éditeur allemand m'a demandé en 1997 de rédiger un livre sur les essences florales, plus spécialement conçu à l'intention des thérapeutes, j'ai pris une profonde inspiration. J'avais en effet déjà le projet de deux livres sur ce thème qui me tenaient particulièrement à cœur et que je ne manquai pas de soumettre à l'éditeur. Ils n'ont point été refusés, mais simplement ajournés, l'éditeur préférant publier dans un premier temps un ouvrage didactique qui ne soit pas entaché d'ésotérisme. Dans mes consultations, dans mon magasin spécialisé dans les essences florales, tout comme dans mes activités pédagogiques, je mets un point d'honneur à dégager les essences florales de la connotation ésotérique où elles se trouvent ; cependant, la demande de l'éditeur correspondait à la marche sur le fil d'un rasoir. Comment, en effet, négliger la profonde implication spirituelle des essences florales de Bach ? Mais comment, aussi, la mettre en adéquation avec des concepts thérapeutiques qui demandent autant de connaissances rationnelles que l'homéopathie, par exemple ? Il se trouve actuellement bon nombre d'essences florales sur le marché dont il faut connaître le postulat de base tout comme l'action spécifique. C'est donc leur synthèse que je propose au lecteur dans le présent ouvrage.

Si j'ai voulu ajouter un livre de plus à l'extraordinaire foison d'ouvrages qui existent déjà à ce sujet, c'est aussi parce que les 38 essences florales de Bach constituent la base de référence de toute thérapie florale actuelle. L'homéopathie a ses grands remèdes et les fleurs de Bach représentent pour moi l'équivalent, même si d'autres remèdes floraux peuvent avoir une action plus puissante et plus intense. Les 38 essences florales élaborées par le Dr Edward Bach représentent des archétypes qui permettent de réussir une thérapie dans environ 80 % des cas. Si l'avenir me réserve la publication d'autres livres sur les essences florales, je présenterai celles-ci toujours en comparaison avec les fleurs de Bach.

J'espère avoir relevé de façon satisfaisante le défi posé par le présent livre et je souhaite que mon lecteur y trouve la joie et les connaissances qui lui permettent une transposition dans sa pratique quotidienne.

Munich, été 1998
BÉATRICE MARK

CHAPITRE I

Les bases théoriques et pratiques des essences florales

QU'APPELLE-T-ON « THÉRAPIE FLORALE » ?

Dans les années 1930, Edward Bach a retrouvé un très ancien procédé d'élaboration de remèdes naturels. La thérapie florale avait déjà été connue des guérisseurs, chamans, tziganes des temps les plus reculés ; elle a été pratiquée par Paracelse et Hildegarde de Bingen. Dans ces lointaines époques, on collectait tôt le matin les gouttes de rosée qui s'étaient déposées sur certaines plantes. Ces gouttes fournissaient des essences florales imprégnées d'énergies lunaires, cependant que nos essences florales actuelles captent l'influence solaire. Toutefois, certains fabricants produisent actuellement des essences soumises à la fois à l'action du soleil et de la lune.

❀ Toute plante possède un rayonnement – ou principe – qui lui est propre, à l'instar des êtres humains. Ce rayonnement, ou émission de vibrations, est perçu par tous au moins dans ses variantes déplaisantes.

Pour comprendre le principe d'une plante, la théorie des signatures fournit une bonne base. La théorie des signatures renseigne sur l'habitat des plantes, leurs préférences, leur rythmique, leur système racinaire, leurs apparences, leurs couleurs, leurs sensibilités et leurs faiblesses. Selon la tradition indienne, les animaux et les plantes sont les frères et les sœurs des hommes ce qui implique de fait une parenté d'âme entre l'homme et l'animal tout comme entre l'homme et la plante. La thérapie florale utilise les signes distinctifs d'une plante pour les transposer dans le domaine psycho-émotionnel de l'être humain.

❀ Tout comme l'homéopathie, la thérapie florale a ses remèdes constitutionnels.

Il faut donc savoir appréhender l'être humain dans sa personnalité pour lui apporter les remèdes floraux qui lui correspondent.

La thérapie florale est une thérapie à visée psychosomatique. Elle voit dans l'état d'âme et la psyché du patient la cause ou la base des maladies. Tout état d'âme négatif non traité, pour quelque raison que ce soit, peut se manifester sous forme de maladie. En réharmonisant la sphère psychoémotionnelle, les essences florales soutiennent - ou initient même - le processus de guérison du corps.

Un ouvrage consacré aux écrits d'Edward Bach porte très justement le titre de : *Les fleurs qui guérissent l'âme.*

Le Dr Edward Bach
sur le chemin des essences florales

Edward Bach en est venu à travers l'exercice de la médecine à la conviction que certains états d'âme engendraient certaines maladies, et les écrits de Hahnemann l'ont conforté en ce sens.

C'est l'analyse des bactéries intestinales de certains patients qui l'a orienté vers son hypothèse. En effet, suivant les symptômes physiques et psychiques de ses patients, les bactéries intestinales étaient présentes en proportion très variable. Bach a tout d'abord isolé sept groupes de bactéries dont il a fait des vaccins. En traitant les malades avec ces vaccins, il constatait d'abord une amélioration physique, et ensuite psychique, de leur état. Au commencement, il administrait une dose de vaccin par semaine ce qui était assez éprouvant pour les patients. Il décida d'espacer les doses et il obtenait d'aussi bons résultats, tout en ménageant ses malades. C'est à cette époque qu'il a découvert les écrits de Samuel Hahnemann. Son intuition qu'une autre voie thérapeutique pourrait être efficace y a trouvé la confirmation. À partir de ce moment, il préparait les bactéries suivant le procédé homéopathique et les appelait des « nosodes ». En travaillant avec les nosodes à doses infinitésimales, ses succès thérapeutiques se démultipliaient.

La déficience de son propre état de santé lui faisait renoncer à sa pratique médicale à Londres. Il retournait au berceau d'origine de sa famille, les Cornouailles, où il continuait ses recherches sur des médications toujours plus simples et plus efficaces. Suivant les grands modèles de Hahnemann et de Paracelse, dont le postulat était de ne pas traiter la maladie mais uniquement le malade, il étudiait les plantes dans leurs rapports à l'homme. Délaissant la démarche analytique du biologiste, il tentait de capter le rayonnement et le principe subtil – la quintessence – des plantes. Paracelse nous avait déjà familiarisés avec cette vision et l'homéopathie l'utilisait sous une forme modifiée.

En cheminant dans les campagnes, il entrait en contact méditatif avec les plantes. Il s'imprégnait de leurs émanations subtiles, il ressentait le pouvoir harmonisant de certaines d'entre elles, et lorsqu'il avait trouvé le procédé pour fixer ce pouvoir extraordinaire, il le publia sous forme de brèves monographies florales. Bach n'a cessé de dire que les qualités qu'il attribuait à ses essences seraient enrichies par la suite et il a rendu attentifs tous ceux qui suivent ses pas aux futurs développements des essences florales.

Les méthodes de préparation des essences florales selon Bach et leurs développements ultérieurs

Lorsque Bach avait trouvé les plantes qui constituaient les remèdes suivant son angle de vue thérapeutique, il lui fallait mettre au point un procédé qui fixerait leur énergie subtile sans qu'il faille recourir à la complexité de la méthode homéopathique. C'est ainsi qu'il a développé la macération solaire et la décoction. Quant aux plantes elles-mêmes, elles devaient être disponibles en grand nombre et dans toute leur pureté dans leur habitat naturel et dans des lieux préservés.

La macération solaire

La macération solaire demande un temps de grand et intense ensoleillement.

> Les fleurs destinées à la macération solaire sont prélevées à l'aide de petits bâtonnets et déposées à la surface d'une coupe en verre remplie d'eau de source. La coupe est exposée au rayonnement solaire jusqu'à ce que les premières fleurs commencent à se faner. À ce moment, les fleurs sont enlevées, également avec des bâtonnets, et l'eau imprégnée de leurs principes subtils est versée dans une bouteille. L'on ajoute environ un tiers de brandy [Cognac anglais] qui agit comme conservateur. Ce sont ces bouteilles d'« essence mère » qui fournissent la base pour les flacons de concentré que l'on trouve dans le commerce.

La décoction

Edward Bach a mis au point la décoction pour les inflorescences des arbres dont le bouton floral se forme et s'ouvre avant que le soleil ne possède la force nécessaire pour la macération solaire.

> Les fleurs sont déposées dans une cuvette en émail remplie d'eau de source et mises à bouillir doucement pendant environ une heure près du lieu de cueillette. La suite du procédé est identique à la macération solaire.

Les deux méthodes mises au point par Bach ont trouvé une très large application ; cependant, certains fabricants qui cherchaient de nouvelles essences florales se trouvaient confrontés à des difficultés diverses. Il existe des plantes – dont une qui fait partie des 38 quintessences de Bach – qui sont actuellement menacées de disparition et donc protégées. Toute cueillette en est interdite. D'autres fabricants trouvaient une certaine incompatibilité à laisser se faner et mourir des plantes qui sont un tel présent pour l'humanité, d'autant que leur état de « plante victime » ne pourrait manquer de laisser des traces dans les essences elles-mêmes. C'est ainsi que d'autres procédés de transfert d'énergie ont été mis au point.

L'immersion

Certains ont adopté la technique de l'immersion.

> Les autres conditions étant identiques au procédé de Bach, on ne cueille pas les fleurs mais on les plonge répétitivement dans la coupe contenant de l'eau de source. La méthode est dévoreuse en temps et main-d'œuvre, quoique probante.

Le goutte-à-goutte

Les fabricants des essences australiennes et himalayennes ont développé un système goutte-à-goutte.

En procédant comme ci-dessus, l'on fait tomber de l'eau de source goutte à goutte à travers les fleurs. L'eau est recueillie dans une coupe en verre et le procédé est répété jusqu'à ce que l'eau soit suffisamment imprégnée de l'énergie des fleurs.

Les fabricants des essences himalayennes affirment avoir conçu une verrerie spéciale pour ce procédé.

Le cristal de roche

C'est un procédé mis au point par un jeune chercheur et fabricant d'essences florales, Andréas Korte. Il mérite la plus grande attention et c'est le procédé que j'emploie personnellement quand je prépare mes propres essences.

Il faut des coupes provenant de géodes de grande taille. L'intérieur des coupes se trouve donc tapissé de cristaux. En respectant les règles déjà décrites, on remplit les demi-géodes d'eau de source et on les place sous les fleurs de sorte que le rayonnement solaire atteint les pointes des cristaux en traversant les fleurs. Les cristaux transfèrent par réflexion l'énergie des fleurs à l'eau, de sorte qu'on peut produire en relativement peu de temps des essences mères hautement dynamisées.

Ces différentes méthodes utilisent avec avantage la structure moléculaire de l'eau qui possède une forte adaptabilité et qui est capable d'emmagasiner vite et à long terme les informations qui lui parviennent.

Les bases philosophiques de l'art de guérir selon Bach

La médecine contemporaine refait sienne l'idée que les traumatismes psychologiques, les chagrins, les soucis, le stress fournissent un substrat propice aux maladies du soma, c'est-à-dire du corps. Mais la pensée spirituelle et théiste d'Edward Bach porte ces considérations beaucoup plus loin.

Edward Bach pose comme prémisse que l'orientation de l'homme vers le matérialisme est source de toute maladie. Considérée ainsi, c'est-à-dire réduite à un simple phénomène de la matière, la maladie peut se déployer sans rencontrer beaucoup de résistance. Ce n'est qu'en reconnaissant la cause, et non l'effet, d'un mal qu'on peut en triompher. C'est pourquoi, dans l'optique de Bach, une maladie ne cède pas à des interventions basées sur la matière, puisque ses causes ne sont pas d'ordre matériel, mais le résultat final de forces qui agissent depuis longtemps dans les profondeurs de l'âme humaine. La maladie est ainsi la manifestation d'un conflit sur le plan psychospirituel de l'homme, et elle ne saurait céder qu'à la mise en œuvre de moyens également spirituels et émotionnels.

❀ Edward Bach va même jusqu'à dire qu'une guérison apparente du corps matériel pourrait être préjudiciable à la personne dans toute son entité.

Par la guérison apparente, la véritable cause de la maladie se trouve reléguée dans les oubliettes, et le malade est privé de la soupape de sécurité que représente la forme visible de son mal-être. Ce qui aura d'une part comme conséquence que la guérison psychospirituelle est rendue impossible et que d'autre part la maladie dans sa matérialité se niche de plus en plus dans les profondeurs de l'être où elle pourra éventuellement se transformer en menace vitale. Si le matérialisme n'exerçait pas une telle attraction sur les hommes, les médecins védiques, Paracelse, Hahnemann, Hildegarde de Bingen, et bien d'autres, pourraient être les grandes figures de proue capables de guider médecins et médecine.

Les cinq principes thérapeutiques

Selon Bach, la souffrance est le correctif qui nous met en face de quelque chose que nous avons manqué d'apprendre jusqu'à présent.

Il fait part de cinq principes dont il est indispensable de tenir compte lors de toute thérapie florale.

> **1.** L'être humain a une âme qui est en lui et qui l'entoure ; et pour peu que l'homme accepte cette âme comme guide, elle l'accompagne suivant le principe qui lui est tout à fait spécifique.

Pour Bach, l'âme est le principe fondamental de toute existence humaine. Chacun de nous pourra interpréter le mot d'âme à sa manière. L'une des plus belles interprétations du terme est celle de Socrate qui définit l'âme comme une expérience, éventuellement même comme une expérience immortelle.

Ce premier principe exprime la conviction inaltérable de Bach que toute vie n'est possible qu'en tant qu'elle est animée d'une âme [âme –

anima – animé ; N.D.T.]. Selon lui, les cellules ne sauraient s'ordonner sous une certaine forme qu'en étant soumises par le principe de l'âme à se manifester de cette manière. Dès que l'âme se retire de cet édifice, le conglomérat de cellules meurt. Ainsi le corps n'est que l'habitat de l'âme ou son instrument, qui lui permet d'être active sur Terre.

2. Les êtres humains se sont incarnés sur Terre afin de collecter des expériences et des connaissances, ce qui ne leur est possible qu'à travers l'existence terrestre. Le but est le perfectionnement de notre identité véritable, c'est-à-dire de notre âme immortelle.

En s'incarnant sur la planète Terre, l'âme s'incarne dans un monde de dualités :
- masculin ↔ féminin
- noir ↔ blanc
- positif ↔ négatif
- actif ↔ passif
- bon ↔ mauvais
- pauvre ↔ riche

S'orienter à l'intérieur de ce système de dualités, y trouver sa volonté et son chemin propres, c'est le principe d'apprentissage que nous propose cette Terre, et nous savons tous par expérience personnelle que cela n'est pas toujours simple.

3. La vie humaine n'est qu'une journée d'école, un fragment de notre développement global, et notre corps n'est que l'habitat et l'instrument de notre être véritable, le temps de notre séjour terrestre.

Ce principe rend compte de la croyance de Bach en la réincarnation, au cycle des renaissances, qui ne prend fin qu'au moment où l'âme, cette partie immortelle de nous-mêmes, est parvenue à la pureté et à la clarté qui sont l'apanage du divin.

4. Il y a conflit dès que notre personnalité dévie du chemin déterminé par l'âme. Peu importe le statut social, nous sommes sur le droit chemin aussi longtemps que nous agissons en accord avec notre âme.

Ce principe découvre une problématique à laquelle nous sommes très souvent confrontés. Le mot de personnalité dérive du grec « persona » et signifie « masque ». La personnalité représente la facette de notre âme que nous affichons à l'extérieur ; elle fait écran contre d'autres facettes de notre être qui nous paraissent haïssables ou vulnérables. Ce masque, ce paravent, ce travestissement de notre personnalité peut correspondre en très grande partie à notre être véritable, tout comme il peut en être aux antipodes. Plus notre masque est étranger à notre être, plus nous courons le risque de nous perdre dans notre jeu de rôles, et plus nous perdons la notion de notre essence même. C'est ici que nous voyons émerger un conflit, soit sur le plan psychologique, soit sur le plan physique, puisque notre âme cherche une voie de sortie pour porter les éléments délaissés à un niveau conscient.

5. Reconnaître l'unicité dans la multiplicité de toute chose, dont la manifestation visible est l'état d'amour.

J'ai déjà cité la tradition indienne suivant laquelle les animaux et les plantes sont nos frères et sœurs, et la Terre avec ses fleuves, mers et montagnes est notre mère. Il est donc de notre devoir de respecter et de protéger tout ce qui existe sur Terre.

Nous nous trouvons ainsi face à **deux erreurs fondamentales** :

❀ Une scission entre notre âme et notre personnalité. Bach revient ici à son quatrième point auquel il attachait une importance extrême.

❀ La cruauté et/ou un comportement erroné face aux autres. Les personnes qui renient le cinquième principe sont souvent négligentes ou inattentionnées envers d'autres formes de vie.

Ces attitudes forment la base de la vivisection, de la torture, des expérimentations atomiques, des guerres biologiques. Cependant, selon Bach, l'âme des personnes qui ordonnent et exécutent de telles actions souffre elle-même et ces personnes ne sauraient être en bonne santé, en ce sens qu'elles ne sauraient se sentir à l'aise avec elles-mêmes.

Suivant ces deux erreurs fondamentales, la maladie a pour but de nous faire voir nos inadéquations et de ramener notre personnalité vers la volonté divine de notre âme.

Les sept maladies fondamentales de l'homme

Selon Bach, les innombrables maladies de l'être humain se laissent regrouper en sept maladies de base. Nous approchons avec ces sept maladies de base les sept péchés capitaux de la tradition chrétienne, qui se trouvent d'ailleurs aussi dans d'autres traditions sous le nom de « sept erreurs cardinales », ou autres.

Bach nommait les sept maladies de base de l'homme : l'arrogance (l'orgueil), la cruauté, la haine, l'égocentrisme, l'ignorance, l'indécision (l'incertitude), l'avidité. Le maintien prolongé dans ces positions engendre dans notre corps des blessures ou des traumatismes que nous appelons « maladies ».

L'arrogance

Dans l'arrogance, on a perdu le sens des proportions. On refuse de se voir petit élément au milieu de l'immensité de la création ; on refuse aussi d'admettre que tout ce qui nous est donné ne vient pas de nos mérites seuls. C'est ainsi que l'arrogance et l'inflexibilité psychiques peuvent se traduire par des *raidissements* ou des *paralysies* dans le corps.

Le maintien corporel de certaines personnes exprime déjà cet état d'arrogance. Elles se tiennent souvent très raides et se meuvent peu. Qu'elles soient de haute taille ou de petite stature, leur regard se fait méprisant, il semble vouloir dévaloriser l'autre, l'abaisser plus bas que lui. Ces mots expliquent même la dénivellation qui existe entre de telles personnes et le reste du monde : l'un se tient en haut de l'échelle, les autres se tiennent en bas. L'origine d'une telle attitude peut être très diverse ; elle peut aller d'une éducation qui visait un statut supérieur à la moyenne jusqu'aux personnes qui ont subi des humiliations et qui les compensent par cette attitude.

❀ Le raidissement corporel se manifeste généralement au niveau du dos, dans les cervicales et dans les genoux. Les fractures peuvent aussi en faire partie puisqu'elles présupposent un manque de souplesse.

J'ai déjà rencontré un cas de fracture de la colonne vertébrale chez une personne de ce type et qui en est restée paraplégique.

La cruauté

La cruauté est la négation de l'unité ; en même temps la personne manque de compréhension et d'empathie pour les autres.

❀ Des douleurs peuvent en résulter, puisqu'il s'agit d'apprendre ce que sont les états de souffrance physiques ou moraux.

L'histoire abonde de personnes cruelles, de Néron à Philippe II ou à Hitler. Que l'on s'intéresse aux biographies des grands persécuteurs, et l'on s'apercevra qu'ils furent lâches, anxieux et hypocondriaques. Aucun d'eux n'aurait pu supporter les cruautés qu'ils ont fait commettre sur d'autres, bien plus, certains ne pouvaient même pas assister aux supplices sans défaillir eux-mêmes.

Ici, la maladie fondamentale est basée sur la douleur, et les personnes qui en souffrent sont incapables de vaquer à leurs occupations. Elles restent alitées et ne supportent plus rien. J'ai souvent constaté que de telles personnes sont même intolérantes envers leurs propres douleurs ; quand d'autres parviennent encore à s'en accommoder, cette catégorie de personnes les juge insupportables.

La haine

La haine est l'opposé de l'amour ; elle n'engendre que des pensées ou des actions contraires aux lois de la création. La haine finit par isoler l'individu de ses semblables ; elle rend également violent et crée des situations incontrôlables.

Étant le revers de l'amour, la haine montre que le potentiel d'amour de la personne a été blessé. Il peut en résulter une agressivité envers les autres, mais également une haine et une agressivité envers soi-même. La haine s'exprime souvent sous forme d'envie, de jalousie, de crises de rage et une attitude fondamentalement destructrice.

❀ Les maladies auto-immunes interviennent dans un tel contexte, dont on ne tient pas suffisamment compte, comme les allergies, les rhumatismes articulaires aigus, le cancer. L'auto-agression se traduit également par les ongles rongés jusqu'au sang, où l'état de douleur est poussé à l'extrême. (L'état de stress engendre un autre type d'ongles rongés : on cesse de ronger dès que la douleur se manifeste.)

Se couper intentionnellement, se brûler avec des cigarettes (états fréquents de l'adolescence), se cogner la tête contre le mur (nourrissons dans les institutions sociales ou enfants qui sont, ou se sentent, délaissés) sont des signes de haine de soi.

L'égocentrisme

L'égocentrisme est également la négation de l'unité et des responsabilités qui en découlent pour nous.

Tout comme on peut être rongé par une mauvaise conscience, on peut être rongé par la maladie qui nous prive de la joie de vivre.

❀ Nous rencontrons de nouveau les manifestations de la douleur, mais plus sourdes et plus durables qu'au chapitre de la cruauté. Les douleurs sont latentes ou manifestes, elles sont chroniques et on peut les réduire ou les empêcher de gagner en intensité par des stratagèmes adéquats.

En fin de compte, dans l'égocentrisme, tout tourne autour du problème de la personne, de sorte que tout l'entourage familial et social en est affecté. Le bien-être physique ou psychospirituel de la personne est au centre, et il est très difficile de briser ce cercle vicieux, du fait des peurs de ces personnes qui n'ont souvent plus la force et le courage pour modifier la situation.

❀ Ici, la personne *tire un bénéfice secondaire* du maintien de son état morbide.

L'ignorance

L'ignorance refuse de voir, ou de chercher, la lumière et la vérité.

❀ Cette maladie fondamentale peut affecter nos *perceptions.* Elle peut considérablement réduire notre sens de la vue, de l'ouïe, du toucher, de l'olfaction et du goût.

Ce ne sont cependant pas nécessairement ceux qui portent des lunettes ou un appareil d'audition qui sont affectés par cette maladie fondamentale. Il s'agit davantage de ceux qui refusent d'utiliser ces auxiliaires, soit par vanité, soit parce qu'ils se suffisent de ce qu'ils voient ou entendent partiellement. Les affections du toucher, de l'olfaction et du goût montrent à quel point une personne peut éprouver des difficultés à s'immerger dans la vie et le quotidien, de sorte qu'elle préfère souvent s'en passer provisoirement ou totalement.

L'indécision

Dans l'indécision, on refuse de se laisser guider par son Moi supérieur. Cette maladie fondamentale se manifeste chez les personnes qui s'orientent vers l'extérieur, les attentes des autres, les normes et usages de la société, au lieu de suivre leur propre intuition. Au départ il y a éventuellement la peur de se faire remarquer et l'on fait taire la voix de son intuition. Et plus on réduit cette voix au silence, moins elle se manifestera. Ces personnes finissent par s'apercevoir qu'elles ont un problème, mais elles ignorent lequel et se trouvent désemparées.

❀ Plus les attentes et les normes des autres déterminent l'action propre – au détriment de la voie individuelle –, plus la maladie de l'indécision peut se traduire par des troubles de la locomotion, par des *pertes d'équilibre* ou des *vertiges.*

L'avidité

L'avidité est comparable à la course au pouvoir ; c'est la négation de la liberté et de l'individualité de toute âme.

Sur le plan physique ou psychique, les maladies de cette catégorie se caractérisent par la rétention et le non-lâcher. Ici, l'on rencontre souvent des prétentions à la possession, qu'il s'agisse de posséder des objets ou des personnes. Ces personnes éprouvent des difficultés à donner, elles n'aiment pas partager, et si elles le font, elles calculent précisément l'avantage qu'elles pourront en retirer.

❀ Sur le plan somatique, ces personnes retiennent par exemple leurs *kilos excédentaires*, les résidus de leur métabolisme *(constipation)* ou l'*air* qu'elles respirent (comme les asthmatiques), et elles risquent la suffocation. La course éperdue après un *enfant procréé* par des procédés indignes de l'être humain fait également partie de la maladie fondamentale de l'avidité.

C'est précisément ce désir du couple stérile qui démontre à quel point l'homme peut devenir l'esclave de son propre corps.

Je voudrais remarquer ici que Bach n'a certainement **pas** considéré la maladie comme une punition, comme certaines publications le laissent supposer. Présenter la position de Bach par rapport à la maladie sous cet angle est à mon avis un abus de pouvoir ésotérique. Si cette thèse peut être acceptée par moments, nous ne pouvons en aucun cas nous en faire juges. D'autre part, on tiendra compte en priorité d'une autre thèse, à savoir que la maladie rend possible un processus d'apprentissage qu'en temps normal nous n'aurions pas pu accomplir – ou alors sous des conditions très difficiles. La **maladie** doit donc être considérée comme un **rail**, une **possibilité**, pour ne pas dévier de notre chemin.

L'être humain en bonne santé a devant lui tant de chemins possibles qu'il pourrait éventuellement perdre sa propre voie dans cette multiplicité. J'ai rencontré des personnes malades qui ont réussi à vaincre leur maladie en transposant sur un niveau subtil le principe de leur maladie corporelle. Quelle autre explication pourrait-on trouver au phénomène que certaines personnes désagréables se réjouissent d'une excellente santé, tandis que d'autres, altruistes et dévouées, sont l'objet de maladie ?

Le cas des maladies infantiles nous montre clairement que la maladie ne saurait être une punition. Les maladies infantiles induisent toujours une nouvelle étape de développement qui est importante pour tel enfant à tel moment précis, mais non pour tel autre. Combien de fois j'ai vu des mères faire en sorte que tous leurs enfants soient contaminés en même temps, pour régler le problème d'un seul tenant. Mais il y a toujours des enfants qui refusent de s'infecter parce qu'ils n'ont pas besoin de cette leçon d'apprentissage à ce moment précis. J'ai moi-même de telles filles : l'une, qui a actuellement 17 ans, n'a jamais eu de coqueluche, bien qu'elle ait été exposée de nombreuses fois à des épidémies, et alors qu'elle n'avait jamais été vaccinée ; ma fille aînée de 20 ans n'a jamais eu de scarlatine, alors que sa petite sœur l'a eue trois fois. (Consulter à ce sujet les écrits de Rudolf Steiner.)

Les déviations génétiques forment un autre aspect à la maladie. Elles font porter un destin très lourd aussi bien aux malades qu'à leur entourage. La plupart du temps, ces épreuves sont vécues avec un amour et un dévouement sans pareil.

La différence entre l'homéopathie et la thérapie florale

La thérapie florale de Bach ainsi que ses développements ultérieurs ont été inspirés par l'homéopathie. C'est donc par comparaison avec l'homéopathie que je me propose de définir les bases de la thérapie florale.

Matières premières et préparation

❀ L'homéopathie travaille la matière première jusqu'à ce que ses parties subtiles se soient transmises à leur support. C'est le procédé de la dynamisation où *la matière se transmue en «principe»*, ou en *«éléments intangibles»*.

❀ Les essences florales sont obtenues par *transmission d'énergie.* Ce sont les vibrations énergétiques d'une plante qui sont transmises à un support.

Pour transmettre les vibrations des plantes à l'eau, Edward Bach a utilisé la macération solaire et la décoction.

Les essences florales sont produites par macération solaire, décoction, immersion, goutte-à-goutte ou réflexion cristalline. Le principe de la plante, c'est-à-dire sa structure énergétique, est transmis à l'eau par les rayons solaires. Le soleil = le feu, l'un des quatre éléments fondamentaux de notre existence, transmet la structure énergétique de la plante à un autre élément fondamental, l'eau, et l'y rend opérante.

- Contrairement à l'homéopathie, les essences florales de Bach n'utilisent ni plantes toxiques, ni minéraux, ni animaux.

D'autres essences florales cependant font appel aux plantes toxiques ; leur mode de préparation doit être assorti de précautions importantes pour éviter que des particules de matière, et notamment les substances toxiques, ne se retrouvent dans les essences mères.

Concepts de base et niveaux d'action

- Hahnemann disait que « le semblable guérit le semblable ». Pour y parvenir, il avait recours, entre autres, à des substances très toxiques qu'il transformait par dynamisation en remèdes homéopathiques. L'homéopathie reconnaît aux plus grands poisons les plus grands pouvoirs thérapeutiques : arsenic, venin de serpent, phosphore, soufre, etc.

> Le concept de Bach dérive de celui de Hahnemann. Pour Bach, le vrai remplace le faux, le bien remplace le mal, la lumière remplace les ténèbres.
>
> L'homéopathie est donc plutôt une thérapie qui s'attaque aux symptômes et qui tente de les juguler ; la thérapie florale pourrait être comparée à un dressage, un apprivoisement des symptômes, elle tente de les priver de leur substrat nourricier.

Le feu et l'eau, soit réciproquement l'énergie et l'émotion, sont les éléments de base de notre être ; ils sont également les éléments de base de la thérapie florale de Bach.

L'air, c'est-à-dire l'esprit, les enrichit et leur confère une âme.

- La fabrication même des essences florales rend compte de l'aspect subtil de cette thérapie ; cette subtilité explique son effet sur la psyché humaine.
- Dans l'homéopathie, les basses dilutions données pendant la convalescence peuvent également agir sur la psyché par un effet de feed-back. Par contre, si l'homéopathie veut atteindre la psyché en tant que source

de la maladie, Hahnemann et ses grands successeurs prescrivent les très hautes dilutions. Les prises de ces dilutions extrêmes sont généralement très espacées.

- Les essences florales sont prises *régulièrement* jusqu'à ce que l'état émotionnel et corporel de la personne se soit stabilisé.
- L'homéopathie connaît le risque de l'*aggravation initiale* qui confirme en même temps le *choix adéquat du remède*. Vu sous cet angle, les essences florales ne provoquent pas d'aggravation initiale ; si le choix du remède est juste, il agit ; si le remède est mal choisi, sa résonance sera tout au plus faible et de courte durée.

Certaines personnes font état d'une légère aggravation au début de leur thérapie florale. On peut l'expliquer par le fait que ces personnes deviennent conscientes de la problématique dans laquelle elles se sont enlisées par les choix erronés du passé. Qu'il s'agisse d'un état désagréable qui peut être vécu comme une aggravation est facile à comprendre. Mais on ne saurait le comparer à l'aggravation initiale de l'homéopathie où la crise salutaire induit la guérison. Dans la thérapie florale, on tiendra compte du facteur décrit ici lorsque l'état de la personne recommande d'éviter ou de limiter une aggravation.

Mode d'action des remèdes

- L'homéopathie étudie le mode d'action de ses remèdes sur l'*homme sain*. Durant un certain temps, on fait prendre journellement le remède à tester, en général à la 30e centésimale (C 30). Les symptômes qui se manifestent – tant sur le plan physique que psychique – font l'objet d'un descriptif précis.

- Bach a étudié l'action de ses remèdes sur l'*homme malade*. Son état morbide faisait l'objet d'un descriptif, et les changements produits par l'absorption des essences florales ont été comparés à l'état antérieur. Bach, qui était très malade vers la fin de sa vie, a expérimenté sur lui-même beaucoup de remèdes.

Le mode d'action des essences florales peut aussi se laisser appréhender par l'autre méthode de Bach, qu'il utilisait au départ et que je ne saurais que recommander : asseyez-vous calmement sous un saule, un chêne ou un marronnier en fleurs et tentez de sentir à l'intérieur de vous-même les émotions ressenties par les émanations de l'arbre, les pensées qui émergent, les changements que vous constatez. Il est possible d'utiliser cette méthode méditative avec les flacons concentrés du commerce. Une bonne essence florale émet son rayonnement vibratoire dans un périmètre de trois à cinq mètres. Vous pouvez donc prendre un flacon en main ou le poser près de vous et vous laisser aller à la méditation. Si vous pensez être insensible à une telle démarche, vous pouvez en plus absorber une goutte du remède. Cette méditation « optimisée » trouvera vraisemblablement encore un écho dans vos rêves de la nuit suivante.

Les différentes présentations des essences florales

Les essences concentrées du commerce ne sont pas utilisées pures, elles constituent la base de dilutions individuelles.

Le flacon compte-gouttes

La préparation de base consiste en **1/3 d'alcool** et **2/3 d'eau de source**. Pour 10 ml de préparation de base, on compte une goutte de chaque essence florale choisie. Il est préférable d'utiliser peu d'essences à la fois : un flacon compte-gouttes bien composé contiendra **une à trois essences au maximum**. Le remède est ainsi prêt à l'utilisation. **La prise standard** est de **deux à quatre gouttes, quatre fois par jour**. Mais suivant l'état individuel, cette prise standard peut être modifiée jusqu'à une à deux gouttes toutes les heures.

Ce dosage et cette prise standard ont fait leurs preuves et sont unanimement recommandés. Ils posent cependant certains problèmes, notamment chez les alcooliques, les nourrissons et les petits enfants, en cas d'intolérance à l'alcool, et chez les animaux.

Une base d'eau de source seule peut s'avérer problématique : en cas de fortes chaleurs, l'eau peut devenir saumâtre et prendre un mauvais goût, même si les essences elles-mêmes ne perdent rien de leur efficacité. J'ai finalement opté pour le sérum physiologique comme base pour ce groupe de patients, et j'utilise **une goutte** de chaque concentré floral par **10 ml de sérum**. Le goût ne diffère guère de celui d'une larme.

Le spray nasal

Le mélange du flacon compte-gouttes peut être utilisé comme spray nasal. Ce procédé offre plusieurs avantages :

D'une part, les gouttelettes d'essences sont déposées à proximité immédiate de notre système nerveux central, l'hypophyse. D'autre part, si les remèdes sont pris dans un but de nettoyage et de purification, en cas de refroidissements ou de rhumes par exemple, ils agissent au lieu même de l'affection.

Les gouttes auriculaires

Ici, ce sont surtout les gouttes Rescue qui ont fait leurs preuves ; elles permettent une atténuation de la douleur sans obstruer la vue au médecin ORL par des solutions huileuses. Si le tympan est déchiré, l'organisme résorbera facilement une goutte de sérum physiologique en vertu de sa consistance semblable au liquide lacrymal.

Les collyres

Cette forme d'utilisation donne également de bons résultats à condition de pouvoir travailler dans des conditions stériles.

Le verre d'eau

Pour cette méthode, on compte une goutte d'essence florale par verre d'eau et l'on boit ce verre par petites gorgées réparties dans la journée. Le verre d'eau est utilisé dans les situations de crise aiguë, qu'elles soient d'ordre physique ou psychoémotionnel.

Les essences florales fournissent également de bons remèdes en usage externe, en cataplasmes, compresses, onguents ou bains.

Compresses

❀ Un récipient d'eau et 3 gouttes de concentré floral.

Onguents

❀ 10 g d'excipient et une à deux gouttes de concentré floral.

Huiles

❀ 10 ml d'huile et une à deux gouttes de concentré floral.

Lotions

Pour l'application externe des essences florales, l'eau de rose fournit une bonne base. Évitez l'eau de rose synthétique ; tâchez plutôt de trouver de l'eau de rose naturelle. La rose « ouvre » les principes subtils, qu'elle soit employée sous forme d'huile essentielle ou d'eau de rose, et permet une meilleure absorption des essences florales par voie cutanée. Pour cette raison, j'ajoute toujours un peu d'eau de rose aux compresses et une goutte d'huile essentielle de rose à 10 % aux onguents et huiles.

Le type et le siège d'une maladie nous fournissent de bons indices sur le comportement erroné qui en est l'origine. Par « type » nous entendons la façon dont se présente quelqu'un ou quelque chose. Chez les vieux médecins védiques hindous, la maladie était considérée comme un « être de type démoniaque » qui incommodait le malade par sa présence.

❀ Deux auteurs, Dietmar Krämer et Helmut Wild, ont publié un *Atlas des zones cutanées activées par les essences florales* (*Hautzonenatlas*), instrument de travail remarquable aussi bien pour les débutants ou les non-spécialistes que pour les thérapeutes.

Les auteurs ont repris les thèses des médecins védiques. Par les moyens les plus divers, ils ont testé toute la surface corporelle humaine pour y trouver une résonance spécifique par rapport aux essences florales. Le résultat de leurs recherches a été résumé sous forme d'un « atlas ». Certaines localisations paraissent logiques, d'autres par contre doivent être acceptées telles quelles. Si vous avez recours à cet instrument de travail, vous vous apercevrez que différentes localisations corporelles d'une même personne renvoient généralement la même essence florale. À travers ce procédé, l'on est aussi amené à trouver pour chaque personne une sorte de « **fleur constitutionnelle** ».

❀ Si vous avez trouvé cette « fleur constitutionnelle », travaillez sciemment son principe en le mettant en parallèle avec la structure psychoémotionnelle de la personne.

Par cette démarche, vous apprendrez à utiliser les différentes essences florales dans toute l'étendue de leur champ d'action.

Dans ce procédé, les essences florales sont appliquées sur la peau sous forme de compresses, produits de massage ou lotions. Il est à noter que l'on n'utilise **jamais** les essences **concentrées** ; celles-ci doivent **toujours** être **diluées** avant application sur la peau.

L'explication se trouve de nouveau dans la médecine védique qui considérait la maladie comme un « démon », c'est-à-dire comme la manifestation d'une énergie perverse. En appliquant l'essence pure, on retire à cette énergie son substrat, mais elle-même continue d'exister. Dans ce cas, l'énergie peut se retourner contre celui qui tente de lui ravir son sol nourricier. Les patients sont alors rapidement remis d'aplomb, mais le thérapeute se trouve chargé de leurs symptômes. En employant l'essence florale diluée, il faudra un laps de temps plus long pour résorber cette structure énergétique, mais il n'y a pas de danger pour le thérapeute de fournir lui-même un substitut à la maladie.

Les bains

Dosages :	Pour un grand bain : 7 gouttes de concentré floral.
	Pour un bain d'enfant : 5 gouttes de concentré floral.
	Pour un bain de bébé : 3 gouttes de concentré floral.

❀ L'emploi des essences florales dans un bain favorise leur absorption à travers la peau, les muqueuses et sous forme d'inhalation. La détente provoquée par le bain lui-même optimise l'action des essences florales.

Diffuseurs

Dosage : 2 à 3 gouttes de concentré floral.

Cette forme d'utilisation se recommande pour les *problèmes relationnels* qu'on désire aborder sous l'angle des essences florales. Les essences diffusées dans un tel appareil sont inhalées par l'ensemble des protagonistes, dont certains refusent peut-être l'absorption par la bouche. On me pose souvent la question s'il ne serait pas judicieux de mettre les essences florales dans l'eau ou un jus de fruit d'une personne rétive, à l'insu de celle-ci.

Je m'élève contre un tel emploi des essences. Mises dans un diffuseur, les essences sont également inhalées par la personne qui en a pris l'initiative, de sorte que la justice est au moins respectée à moitié.

❀ Les essences florales diffusées dans un appareil rendent également de bons services dans une chambre d'enfant, de malade, une pièce de travail ou de soins.

Vaporisateur

Dosage : Pour un litre de liquide : 7 gouttes de concentré floral.

Le vaporisateur d'ambiance peut remplacer le diffuseur.

CHAPITRE II

Les fleurs de Bach et les typologies humaines

Comment travailler avec les essences florales

❀ En choisissant la thérapie florale, nous devons être conscients que les fleurs nous autorisent, et même nous obligent, à travailler selon le point de vue *constitutionnel*, semblablement à l'homéopathie.

❀ Nous pouvons bien sûr traiter des situations de crise ou des états morbides aigus, mais on donnera toujours la préférence au traitement constitutionnel qui est plus bénéfique pour le patient à long terme.

Le traitement constitutionnel soutient les patients dans leur *façon d'être*, afin de leur permettre un mode d'expression conforme à leur type, sans qu'ils soient brisés par leurs peurs, incertitudes ou conceptions problématiques.

L'intervention par les essences florales dans une crise aiguë sera bien sûr toujours utile, mais il ne faudrait pas réduire la thérapie florale à cet aspect. En utilisant les essences florales dans un problème aigu, nous avons deux approches possibles :

❀ La première consiste à choisir la fleur en fonction des traits négatifs du descriptif floral afin de les résorber.

❀ La deuxième consiste à mettre en œuvre le potentiel positif de la fleur.

Dans ce cas, nous mettons le patient en mesure d'agir différemment de son schéma habituel.

En travaillant avec les essences florales, il faudra toujours tenir compte de l'état du patient, de sa capacité à accepter un autre angle de vue, de sa volonté de coopération et de son potentiel de patience. Il faudra évaluer si l'on peut parvenir au fond du problème ou si la situation du moment du patient, ou son état actuel, est une contre-indication pour creuser trop en profondeur. (Le rapport du thérapeute aux finances est également révélateur ; ne traiter que des états aigus fait revenir un client plus souvent chez lui qu'une aide fondamentale.)

Si nous intervenons sur le plan constitutionnel, du fait que le problème n'est pas aigu, il nous faudra un peu plus longtemps pour apporter un soulagement au patient, mais d'une part, le soulagement durera plus longtemps, et d'autre part, nous ne courrons pas le risque de falsifier le cas. Le thérapeute floral qui ne traite que les symptômes aigus et qui ne s'oriente qu'aux manifestations négatives du moment aura plus de difficultés à saisir toute la complexité de la problématique sous-jacente.

Son travail ressemblerait à du rapiéçage : on ravaude un peu ici ou là, on a l'apparence d'une guérison, jusqu'à ce que l'ouvrage s'effondre à force de ravaudages. Il est toujours utile de prendre son temps et de chercher les faiblesses fondamentales de la personne, afin de lui proposer une aide sous l'angle de son unification. Appliqué au domaine des essences florales, cela consiste à lui consacrer beaucoup d'attention et de temps pour tenter de la comprendre.

❀ En faisant la synthèse des renseignements fournis, il ne s'agit pas de faire un diagnostic médical, même s'il est utile d'être informé sur l'état de santé de la personne, mais on note ses symptômes psychoémotionnels.

Bach avait observé que les mêmes maladies provoquaient des réactions très différentes chez ses malades, et qu'il leur fallait donc aussi des quintessences différentes. Il disait : « Je voudrais leur faire comprendre que ce n'est pas la rougeole qui nous dicte notre choix thérapeutique, mais la façon dont l'enfant réagit à la rougeole. L'état émotionnel de l'enfant nous met sur la voie du remède dont ce petit patient précis a besoin. » (E. Bach.)

Quand les patients font état de leurs maux, il faudra retenir particulièrement les détails suivants :

- de quelle façon et avec quels mots ils s'expriment
- quelle impression nous fait le langage de leur corps
- quel est le timbre de leur voix
- comment se présente leur épiderme

On notera :

- s'ils ont une attitude ouverte ou fermée
- s'ils viennent sans maquillage, ou au contraire cachés derrière un épais maquillage ou une barbe
- ce que leurs vêtements révèlent d'eux
- les couleurs qu'ils utilisent
- leurs habitudes, préférences ou aversions
- leur dynamique personnelle ; ou semblent-ils en être dépourvus ?
- leurs habitudes face aux aliments et aux boissons (un thème presque aussi complexe que la sexualité)
- leur mode de vie, leur entourage
- comment ils rendent compte de leurs relations, amis, collègues
- où ils se situent dans leur vie, dans le monde
- leurs conceptions de l'existence
- leur enfance et leur éducation

La meilleure méthode consiste à laisser parler le patient. En lui posant des questions, on évitera les suggestions. Une question doit toujours fournir une nouvelle impulsion pour continuer le récit. Pendant ce temps, il se forge dans l'esprit et le cœur du praticien une image de plus en plus précise, formée par les nombreux détails qui lui ont été révélés. C'est cette image synthétique qui sera recherchée dans les portraits floraux, et le plus ressemblant d'entre eux sera retenu pour le choix final.

Les essences florales : les fleurs et les typologies humaines

Les peurs

Rock Rose *(Hélianthème à feuilles rondes)*

❀ **Rock Rose** est le remède des situations d'urgence physiques ou psychiques. Cette quintessence résorbe les états d'angoisse, de panique, quelle qu'en soit l'origine.

Cette panique peut se manifester de multiples manières : suées abondantes, accès de frilosité, tremblements, pétrification, paralysie, évanouissement. La couleur jaune profond, presque orangé, de l'hélianthème à feuilles rondes symbolise la chaleur et la force. La cause de la réaction de panique est en général externe et le corps réagit violemment. Certaines paniques ont une origine interne, comme par exemple le croup, l'insolation, les coups de soleil, l'hypoglycémie.

❀ Certaines personnes ont constitutionnellement une typologie **Rock Rose**.

Ces personnes sont exceptionnellement sensibles ; tout ce qui se passe autour d'elles, tout ce qu'on leur dit ou ce qu'elles vivent les affecte de telle manière qu'elles semblent manquer totalement de protection au niveau de leur ressenti. Elles n'ont pas d'armure de protection, tout les touche au plus profond d'elles-mêmes. Ces personnes, et surtout les enfants, souffrent beaucoup devant certaines scènes de la télévision : les reportages de guerre ou de catastrophes naturelles, les films policiers ou fantastiques leur sont insupportables. Les enfants **Rock Rose** ne supportent même pas les émissions d'animaux, pourtant plus spécialement conçues pour eux, puisqu'ils ne peuvent pas intégrer le suspense qui fait également partie de ces films. Globalement, ils réagissent à la vision comme à un vécu personnel. Ces personnes sont désemparées et vivement affectées par certaines situations, par tout ce qui est déplaisant, mais aussi par les bonnes nouvelles ; elles sont ébranlées, saisies d'effroi, perturbées. En raison de leur vulnérabilité psychoémotionnelle, leur seuil de stress est si bas qu'elles ont vite l'impression que le sol se dérobe sous leurs pieds, que des abîmes s'ouvrent devant elles, et qu'elles sont prêtes à y tomber, sans que personne ne les retienne.

Comparaison florale

Le seuil de stress d'une personne **Cherry Plum** est également très bas, mais **Cherry Plum** a une dynamique qui lui permet en général de réagir avec une certaine explosion face aux événements, soit agréables, soit désagréables.

Les personnes qui prennent souvent **Rock Rose** ont un problème fondamental de vulnérabilité ; se sentant sans défense, elles manquent aussi de stabilité dans une situation de stress.

❀ Ici se manifeste un autre aspect des personnes à tendance **Rock Rose** : le fait de ne pas être bien campées sur la terre, le sol qui leur manque sous leurs pieds, indique souvent un problème lié aux *pieds*.

Les pieds peuvent être froids en permanence, ou avoir une sudation abondante, ou tout à la fois ; les personnes peuvent manquer d'assurance en marchant ou en montant un escalier, elles n'ont pas le pied sûr des randonneurs de montagne. La prise interne de **Rock Rose** peut être optimisée en ajoutant la quintessence aux bains ou frictions des pieds. Ces pratiques externes réchauffent et fortifient les pieds, et la sensation agréable et rassurante qui s'en dégage peut provoquer le sentiment d'être bien enraciné dans la vie.

❀ Un autre problème de base est fourni par le *sacrum*. Les tenants de la médecine indienne ou ayurvédique savent que la région du sacrum correspond à un centre d'énergie, le centre (chakra) sacré. Ce chakra nous relie à la terre, il nous procure la sécurité et la stabilité que nous puisons dans notre enracinement personnel. Ce centre d'énergie commande également l'intestin et la vessie ; il commande leurs rétentions ou leurs émissions en fonction des besoins du moment. Si cette base est affaiblie, les personnes ont des besoins de miction fréquents, elles ont une tendance aux diarrhées. Tout le monde qui a été confronté un jour à un stress particulier, et tous ceux qui ont passé des examens connaissent cette situation. Mais il y a des personnes pour qui ce type de moment est un état permanent. En leur donnant **Rock Rose**, on ne réduit pas leur sensibilité mais on leur donne la stabilité qui leur permet de mieux maîtriser les situations difficiles.

❀ Dans le domaine sexuel, **Rock Rose** peut être extrêmement efficace, notamment quand des problèmes ou des maladies font suite à un abus.

Le viol, par exemple, constitue une agression fondamentale contre une personne [son fond], et des problèmes urinaires chroniques peuvent en être la conséquence, tout comme une incapacité à accepter encore une quelconque vie sexuelle.

Les femmes qui ont eu des accouchements particulièrement traumatisants peuvent se trouver profondément blessées dans leur féminité. Dans ces cas, elles rapportent moins une peur des contacts sexuels que des douleurs durant l'acte.

Certaines impuissances masculines trouvent également un remède utile dans **Rock Rose**. C'est le cas notamment quand ces hommes ont vécu leur mère, leur père, ou une partenaire importante comme une personne castratrice. Un garçon dont la mère n'a jamais eu d'autre vision des hommes que celle de débauchés ne lui aura guère communiqué une image positive de la sexualité masculine ; il lui sera donc difficile de vivre joyeusement sa sexualité, puisqu'il se sentirait relégué au rang des hommes méprisables. On lui a retiré sa base, celle d'être homme. À l'inverse, un père « macho » peut aussi retirer cette base à son fils, soit que celui-ci se trouve trop faible pour ressembler à l'image du père, soit qu'il rejette inconsciemment cette image.

Rock Rose – Résumé	
Comportement et psyché	**Zones corporelles sensibles**
Tendance à la panique Grande émotivité Vulnérabilité psychologique Abaissement du seuil de stress Problèmes sexuels	Pieds Sacrum Organes sexuels
Indications préférentielles	
Situations de crises physiques ou psychiques aiguës	

Mimulus *(Mimule tacheté)*

❀ **Mimulus** aide dans les peurs concrètes. Les personnes sont à même de décrire leurs peurs avec précision.

La peur est un phénomène naturel, un signal d'alarme qui nous enjoint d'activer tous nos moyens d'attention et de prudence dans une situation donnée. La peur permet ainsi de ne pas nous exposer sans préparation ou protection. Mais la peur peut aussi devenir autonome. Dans ce cas, elle peut paralyser son sujet, elle peut l'empêcher de trouver le comportement adéquat dans une certaine situation, mais elle peut aussi l'empêcher de prendre la fuite à temps, comme un animal sauvage hypnotisé par un serpent.

L'histoire que nous avons vécue lors d'un séminaire est éloquente à cet égard. Une étudiante avait apporté un petit pot de **Mimulus** pour chaque participant au séminaire. Presque tous les plants prospérèrent ; en l'arrosant suffisamment, le mimule tacheté est une plante vigoureuse, une Scrofulariacée aux grandes fleurs jaunes tachetées de rouge, qui ne sont pas sans ressemblance avec la digitale. Les mimules ont bien résisté à l'attaque de nos animaux domestiques. Au terme de huit semaines, nous échangions le soir nos impressions sur les essences florales. Une étudiante racontait qu'une petite souris escaladait tous les jours son balcon en suivant un lierre grimpant. Quand l'étudiante ouvrait la porte de son séjour, la souris disparaissait en toute hâte. Pendant ce temps, son mimule tacheté poussait à merveille, malgré les traces de grignotage de la souris. Après six semaines, la souris ne s'esquivait plus jusqu'au moment où l'on ouvrait la porte d'accès direct au balcon.

Cet exemple ludique montre bien l'action de **Mimulus** :

❀ **Mimulus** réduit la peur à un niveau normal.

On reste conscient de ses hésitations dans certaines situations, on est lucide face au danger, mais **Mimulus** permet de *juguler sa peur*, au lieu d'en être subjugué. À bien regarder le mimule tacheté, l'on y découvre quelque chose d'effronté et une sorte de défi ; en prenant **Mimulus**, les personnes conscientes de leurs peurs s'approprient ces qualités. Ainsi, elles restent maîtresses de la situation au lieu de la subir.

❀ La peur résulte d'un manque de confiance en ses propres capacités et ses propres forces, de même qu'elle réside dans le refus d'affronter des difficultés ou des changements. **Mimulus** encourage ces attitudes négatives à se manifester sous forme de courage et d'esprit aventureux.

Les peurs caractérisées par **Mimulus** dévoilent souvent un *arrêt du développement de notre personnalité*, puisque ces peurs nous empêchent de déployer l'une après l'autre nos propres potentialités.

Les peurs **Mimulus** sont faciles à comprendre, que l'on prenne un grand malade ou même un malade inguérissable. Tout le monde peut comprendre leur peur : peur de l'avenir, peur des douleurs, des traitements, des opérations, éventuellement même d'une mort prématurée. Mais dès que ces personnes se laissent gouverner par la peur, elles réduisent leurs facultés de relever le défi de la maladie et de vivre malgré la gravité de leur état le mieux possible. L'essence florale de **Mimulus** aide remarquablement à relativiser ces peurs et à ralentir ainsi la progression des maladies graves.

Même dans les cas moins dramatiques, **Mimulus** ramène la peur à des proportions congrues, par exemple lors d'une *visite chez le dentiste, d'un entretien d'embauche, d'un examen, du premier jour à l'école, d'un voyage en avion.*

Mimulus – Résumé	
Comportement et psyché	**Zones corporelles sensibles**
Peur paralysante Manque de confiance en soi Arrêt du développement de la personnalité Peur des tests et examens	Opérations Douleurs
Indications préférentielles	
Soutien dans les peurs concrètes	

Cherry Plum *(Prunier myrobolan)*

❀ **Cherry Plum** est la quintessence des paroxysmes.

Les personnes qui nécessitent **Cherry Plum** sont en état de *tension absolue*, qu'elle soit d'origine physique ou psychique. Elles donnent l'impression d'être sous l'effet d'une *déchirure intérieure.*

❀ Cette tension va souvent de pair avec la crainte de commettre l'irréparable, soit sur soi-même, soit sur d'autres. Les personnes sentent qu'elles sont à la limite où toute leur force destructive peut faire irruption.

Sur le point d'*exploser*, elles paraissent comme *mues par une force intérieure*, et ne peuvent rester *tranquillement assises.*

De telles personnes sont souvent surchargées par les circonstances de leur vie qui leur imposent trop de responsabilités et de stress. Elles doivent accomplir leur devoir, n'ont pas le droit de se laisser aller, et accumulent ainsi en elles la colère et l'agressivité par manque d'une autre perspective à leur vie.

Qu'on s'imagine une mère élevant seule son enfant et cet enfant souffrant de coliques durant les premières semaines de sa vie. On ne peut guère les éliminer, tout au plus les atténuer, et le bébé crie ainsi de douleur pendant des jours et des nuits. La situation serait déjà pénible pour un couple de parents. Mais voici la mère seule qui se rend compte que l'enfant souffre, qu'il a besoin de soins, mais elle commence à souffrir à son tour, à ressentir des besoins, ne serait-ce que celui de ne pas entendre pleurer l'enfant pendant une heure ou de dormir plus de deux heures durant une nuit. Elle-même est désemparée, elle aurait besoin d'aide, et c'est précisément ce sentiment d'impuissance qui engendre son agressivité envers le bébé, une agressivité qui lui fait peur et pour laquelle elle s'abhorre elle-même.

❀ **Cherry Plum** enlève la pression en *ouvrant les soupapes de sécurité* qui permettent d'*évacuer les tensions accumulées.*

Au lieu de se forcer à tenir à tout prix, cette femme pourra éventuellement se laisser aller à une crise de larmes, ou demander de l'aide auprès d'amis ou de la famille. Le bébé lui-même pourra être amélioré sur le plan physique.

❀ **Cherry Plum** mise dans de l'huile essentielle de rose et appliquée en massage doux sur le ventre du bébé permet d'évacuer ses *douleurs pinçantes* vers l'extérieur.

L'état de **Cherry Plum** ne se manifeste pas uniquement en état de stress extrême, il peut aussi s'accumuler chez les personnes qui ne vivent pas leur *potentiel créateur.* Ces personnes se rendent compte à un moment donné qu'elles deviennent agressives et destructrices, du fait qu'une partie non vécue d'elles-mêmes cherche à se frayer un chemin vers l'extérieur.

❀ La *tension extrême* de **Cherry Plum** ne se manifeste pas seulement dans l'agressivité et un comportement destructeur, elle peut se révéler aussi dans l'hypertension artérielle, les maux de tête, les migraines, le glaucome, les ballonnements irréductibles, les coliques, les besoins sexuels exacerbés, la nervosité, l'agitation, ou le tremblement.

Une personne assise qui pose ses jambes de telle sorte que celles-ci se mettent à trembler est dans une situation de **Cherry Plum**. Elle tente de cette manière inconsciemment de réduire son état de tension nerveuse.

Il faut être conscient que **Cherry Plum** ne traite que les *symptômes*, et non la *cause*, de tous les cas précités. Pour traiter la cause, qui a généralement son origine dans l'aspect constitutionnel de la personne, il faut trouver **en plus l'essence florale correspondante.**

Cette tension peut se manifester aussi par un *immobilisme* ou une *apparence figée*. Les personnes se meuvent avec d'inouïes précautions comme si elles appréhendaient d'exploser au moindre mouvement brusque.

En gardant son contrôle, on accumule encore plus de tension ; le mal-être cherche de plus en plus une soupape de sécurité, et si l'explosion a finalement lieu, elle peut être d'une violence extrême.

❀ L'état de **Cherry Plum** peut se manifester sous forme passive chez les personnes qui *répugnent à la moindre violence*.

En font partie, par exemple, les tenants des philosophies ou des religions qui refusent catégoriquement toute idée de violence. Que ces personnes aient accumulé en elles une bonne dose de colère et qu'elles explosent un jour sans proportion avec le contexte, elles se trouvent confirmées dans le fait que la violence est négative et qu'elle doit être évitée. Il s'agit d'un cercle vicieux où la décharge de violence engendre la répression des prochaines émotions violentes jusqu'à ce que celles-ci éclatent de nouveau. Si une personne ne parvient absolument pas à exprimer son agressivité, elle peut manifester les symptômes décrits précédemment sur le plan somatique.

❀ La pression psychologique de telles personnes s'aggrave par le fait qu'elles croient être, ou devenir, *folles*.

Pour paraître « normales » aux yeux des autres, elles retiennent depuis longtemps leurs sentiments ou leurs réactions émotionnelles. Le désir d'être dans la norme, de ne pas quitter le cadre convenu, de rester dans leur rôle repose sur la peur de la folie, une peur caractéristique des personnes **Cherry Plum**. Des phrases comme : « Je ne suis pas fou » ou : « Je ne vais pas me laisser rendre dingue» sont parlantes à leur égard. Elles ne peuvent concevoir qu'elles sont différentes des autres du fait de leur système nerveux constamment survolté.

❀ En présence d'une personne **Cherry Plum** qui tente de régler son chaos émotionnel avec elle-même, il faut prévoir le *risque de suicide* qu'il est impératif de ne pas sous-estimer.

Le suicide de telles personnes peut être comparé à un court-circuit. Il est aussi violent et radical que toutes leurs explosions et crée donc en général une situation irréversible.

❀ L'*épilepsie*, par exemple, est une maladie où le système nerveux fonctionne dans un tel surrégime que les patients sont obligés de se décharger régulièrement de leur trop-plein d'énergie nerveuse.

Le niveau de tension de ces patients ne cesse d'augmenter, et parvenu à un certain stade, il se décharge sous forme de crise épileptique. L'épilepsie est traitée par les *neuroleptiques* qui agissent massivement sur le système nerveux en laissant le patient le plus calme possible, sans cependant entraver son aptitude au travail.

❀ **Cherry Plum** ne permet pas de remplacer de tels médicaments, ni les bêta-bloquants ou d'autres hypotenseurs.

Cependant, après une prise de **Cherry Plum** durant trois ou quatre semaines, il est en général possible de réduire ces médicaments à des doses moins lourdes; on l'envisagera au plus tard quand les patients font état de fatigue.

❀ Comme déjà indiqué, la *sexualité* constitue un autre domaine d'action de **Cherry Plum**.

Cherry Plum soutient les personnes qui répriment pour quelque raison que ce soit leur sexualité et dont l'énergie se décharge sous forme d'agressivité ; ou encore qui se réfugient dans des maladies, par exemple des migraines ou des troubles de la prostate, pour ne mentionner que les plus significatives d'entre elles. **Cherry Plum** aide aussi ceux qui ont des besoins sexuels exacerbés, parfois même au point d'en souffrir eux-mêmes.

Cherry Plum – Résumé	
Comportement et psyché	**Zones corporelles sensibles**
Tension intérieure extrême Peur de commettre un acte violent contre soi ou d'autres Agitation intérieure Difficultés pour rester assis tranquillement Rage et agressivité par sentiment d'impuissance Agressivité inhibée Destructeur, nerveux, tremblements Tension nerveuse, immobilisme, apparence figée Peur de la folie Risque de suicide Troubles de la sexualité	Ballonnements, y compris chez le nourrisson Hypertension artérielle Maux de tête Migraines Glaucome Coliques Épilepsie
Indications préférentielles	
Peurs paroxystiques ; tension extrême	

Aspen *(Peuplier tremble)*

❀ **Aspen** représente la personne la plus sensible parmi les essences florales.

Dans la littérature sur les quintessences de Bach, **Aspen** est décrite comme le remède des *peurs vagues, indéterminées.* C'est vrai en partie.

Je connais un petit bois de trembles. On s'en approche par un chemin de crête et on voit d'en haut la couronne des arbres au feuillage d'un vert bleuté, presque turquoise foncé. Ce vert s'éclaircit au fur et à mesure qu'on approche du bois. Quand on est dans la forêt et qu'on lève la tête, on voit une masse de feuilles vert argenté qui bruissent délicatement comme autant de petites clochettes, elles aussi argentées. Même sans un souffle d'air, on peut percevoir ce bruissement de feuilles. Le feuillage du peuplier tremble est si sensible que la moindre secousse l'ébranle et le fait vibrer.

❀ Les personnes qui relèvent d'**Aspen** sont tout aussi *sensibles* et *sensitives* que le feuillage du tremble qui réagit à la moindre vibration de son environnement.

Ces personnes ont des sens hypersensibles ; elles entendent, sentent et voient, au propre comme au figuré, beaucoup plus que les autres. Elles sont incommodées par des décibels ou des odeurs intenses que d'autres ne perçoivent même pas. Certaines personnes **Aspen** peuvent dire qui était présent dans une pièce une demi-heure auparavant. Interrogées, elles répondront que la pièce « sent » littéralement le visiteur, cependant elles ne songent ni à une odeur de parfum, ni de cigarette.

❀ Ces personnes sont comme des sismographes humains. Tout comme elles perçoivent les moindres bruits ou odeurs, elles se rendent compte des ambiances, des atmosphères ou de leurs modifications, quelque subtiles qu'elles puissent être.

C'est cette *sensibilité sismographique* qui est l'**origine de la peur d'Aspen**. Souvent, en communiquant leurs impressions aux autres – la grande majorité qui ne voit rien, ne sent rien –, on leur objecte qu'elles se sont trompées. Les personnes **Aspen** captent également les vibrations qui émanent d'autres personnes ou l'atmosphère de certains lieux, ce qui est de nouveau une source d'incompréhension pour autrui.

Les *enfants* ont souvent ce profil **Aspen.** Ils voient la méchante sorcière qui leur gâche leurs jeux ou revoient la voisine, pourtant décédée récemment.

❀ Ces enfants développent surtout des *peurs* quand on tente de les persuader que leurs visions sont fausses, qu'ils se sont trompés.

Dans ce cas, ils n'osent plus communiquer leurs perceptions, mais en même temps, ils développent des peurs, refusent de *rester seuls* ou de *dormir dans le noir*.

Dans mes relations, une petite fille possède ce type de sensibilité. Une voisine était décédée subitement. Peu après sa mort, la petite fille demanda pourquoi cette dame était assise chez eux dans la cuisine, et ce qu'elle faisait autour du berceau du bébé. Les parents désemparés prenaient peur, mais acceptaient de s'impliquer dans le phénomène. En se rendant réceptifs aux moments où l'enfant sentait cette présence, ils en venaient eux-mêmes à percevoir une nette modification dans l'atmosphère de la maison. Leur sensibilité leur restait même quand la petite fille dormait.

C'est cette sensibilité qui rend irritable et vulnérable. Si les parents n'avaient pas pris les remarques de leur fille au sérieux, s'ils l'avaient laissée seule avec son ressenti, elle n'aurait pas tardé à développer des peurs.

❀ Il existe cependant aussi des personnes hautement sensitives qui ne peuvent réellement pas décrire l'objet de leurs sensations. Ici, c'est précisément *l'innommable*, *inappréhendable*, qui engendre la peur.

Ces personnes ne connaissent pas la **raison de leur peur**. Souvent, elles ne peuvent que décrire les moments, ou les situations, qui engendrent leur peur, mais pas son objet réel. En tentant de trouver absolument une explication à leurs peurs, elles vont jusqu'à les attribuer à des esprits ou des fantômes. En fin de compte, ce n'est pas très éloigné de la vérité, puisque leur ressenti d'*enfant* n'avait pas été pris en compte et elles n'ont donc pas appris à interpréter ces sensations subtiles. Elles réagissent donc par la peur, puisque l'incompréhension de leur entourage les avait empêchées d'apprendre à intégrer ce type de phénomènes.

La prise d'**Aspen** ne supprime pas cette sensibilité, mais elle enlève aux personnes la peur d'être vulnérables, menacées ou livrées à des forces obscures.

Aspen leur donne aussi le *recul* face à leurs perceptions ce qui leur donne en même temps le moyen d'utiliser créativement cette capacité.

Aspen – Résumé
Comportement et psyché
Grande sensibilité et sensitivité Sensibilité sismographique Enfants qui refusent de rester seuls ou de dormir dans le noir Méconnaissance de l'objet de sa peur Sensation d'être vulnérable, menacé, livré à des forces obscures
Indications préférentielles
Peurs vagues, indéterminées

Red Chestnut *(Marronnier à fleurs rouges)*

❀ **Red Chestnut** permet de délier les liens symbiotiques complexes.

Asseyez-vous un jour sous un marronnier rouge en fleurs, captez son atmosphère rassurante et familière et vous constaterez à quel point vous pourrez difficilement vous arracher à sa chaude présence.

❀ L'essence florale de **Red Chestnut** sera utile tout au long de la vie, du *berceau* au *cercueil*.

Commençons au *terme de la grossesse*. Combien difficile est-il pour tant de mères de se séparer de l'enfant auquel des liens symbiotiques les relient, et combien difficile est-il pour l'enfant à naître de quitter le havre du ventre maternel. Les femmes et les obstétriciens orientés vers la médecine holistique rapportent qu'un enfant fait signe quand il a décidé de naître.

❀ Dès que la date de naissance calculée approche, **Red Chestnut** fournit une aide remarquable pour soutenir la mère et l'enfant dans le processus de séparation qui s'amorce.

Surtout les mères qui ont déjà eu un enfant né plus tard que prévu, et dont l'accouchement avait été provoqué, apprécieront **Red Chestnut** pour éviter de revivre ce type de situation. Mes expériences avec **Red Chestnut** dans ce domaine sont probantes ; les enfants ne naissent pas forcément ponctuellement à la date prévue, mais au moins à une date si rapprochée qu'il est inutile d'intervenir de l'extérieur.

❀ La prochaine étape pour **Red Chestnut** est le *sevrage.*

Il s'agit d'une étape importante, même s'il n'est pas sûr de savoir qui des deux – la mère ou l'enfant – tient le plus à prolonger cet état privilégié de nutrition. J'ai rencontré aussi bien des mères que des enfants qui posaient ce problème.

Les *enfants* le manifestent en continuant à réclamer le sein de leur mère, même s'ils sont déjà en mesure d'absorber une nourriture solide.

Chez la *mère*, le problème peut être subtil jusqu'à grossièrement manifeste. Dans la variante subtile, elle pourrait prétexter des raisons de santé pour l'enfant; dans la variante plus manifeste, l'observateur extérieur a toujours l'impression que le sein est pratiquement imposé à l'enfant. On met celui-ci au sein dès qu'il pleure, même s'il n'a pas faim du tout; et quand il a faim, on lui donne d'abord le sein et ensuite seulement un peu d'autre nourriture. Il existe aussi la variante où les rôles sont réciproques, même si l'une des deux parties *souffre davantage du sevrage* que l'autre.

❀ Pour cette raison, on donnera **Red Chestnut** lors du sevrage aussi bien *à la mère qu'à l'enfant*, pour que chacun puisse se dégager un peu plus du lien symbiotique.

❀ L'étape suivante où **Red Chestnut** peut jouer un rôle est l'*entrée au jardin d'enfant.*

L'enfant fait ses premiers pas dans un monde qui lui est étranger. Il n'est plus entouré de ses parents, ses frères et sœurs, la famille, il doit sortir du cocon protecteur.

❀ On donnera ici également **Red Chestnut** à l'enfant et à celui qui l'y accompagne et qui doit supporter les pleurs et le regard de détresse sans pleurer à son tour.

❀ La prochaine étape est la *puberté*. Cette étape difficile peut être rendue plus supportable grâce à **Red Chestnut**. Bien que cette essence florale ne puisse pas résoudre tous les problèmes de cette époque, **Red Chestnut** touche un point important : *le détachement du jeune de ses parents.*

La puberté amène toujours son cortège de problèmes dont souffrent aussi bien les parents que les enfants. Il est intéressant de constater que les enfants qui avaient des liens particulièrement étroits avec leurs parents sont souvent plus insupportables que ceux dont les liens étaient plus distants. C'est comme s'il fallait d'abord détruire ce qu'on aime, pour pouvoir devenir autonome.

❀ En prenant **Red Chestnut**, soit tous ensemble, soit une partie seule, les *disputes* perdent en intensité, les arguments sont moins blessants.

L'idéal serait bien sûr de traiter les deux parties, mais ici commence la problématique de ne traiter que celui qui le demande. Mais même si une *seule* personne utilise **Red Chestnut** pour dénouer la symbiose, l'ensemble des protagonistes en est affecté de sorte que les discussions se font moins âpres et qu'il puisse se créer un plus grand espace de liberté entre tous.

À cet instant, le jeune noue des *amitiés*, des *relations* et des *contacts amoureux.*

Quand ceux-ci se *rompent*, **Red Chestnut** peut parfaire la séparation sans qu'il y ait encore des attaches dues à la tristesse ou au ressentiment.

❀ L'autre potentiel de **Red Chestnut** est de distendre un lien symbiotique trop étroit dans un *couple* où les partenaires risquent de détruire la relation par trop d'affection et d'amour.

Un couple, pour durer, doit laisser à chacun assez d'espace et de liberté pour que chacun puisse respirer.

❀ Et finalement, **Red Chestnut** est précieuse durant les *derniers moments de la vie.*

En effet, comment le mourant pourrait-il quitter ce monde si l'amour de ses proches le retient, comment pourrait-il partir si lui-même ne peut les laisser ?

- **Red Chestnut** rend le départ moins difficile, et donne au mourant de l'espoir suivant ses croyances religieuses personnelles.

Il apparaît de tous les descriptifs qui précèdent que **Red Chestnut** est une des plus importantes essences pour *traiter les problèmes relationnels.*

> Cette essence florale fait voir aux différents protagonistes pourquoi ils se comportent de telle manière et non de telle autre pour maintenir une relation. En leur apportant une vision claire sur les implications, elle leur permet de ruiner un lien symbiotique révolu.

C'est souvent le lien dynamique entre diverses personnes qui indique les essences florales nécessaires.

- Plus une maladie crée des liens nécessaires à maintenir une structure relationnelle, plus il y a une relation symbiotique dont la rupture constitue le premier pas du malade vers la guérison.

C'est particulièrement vrai dans la *toxicomanie*, mais le même mécanisme est également à l'œuvre dans maintes maladies physiques ou psychiques.

« Plus on voit les "causes", plus on voit les liens intriqués entre ce qu'on appelle les "malades" et ce qu'on appelle les "bien-portants". Et si l'on regarde de plus près, on voit que les hommes apparemment "sains" se réjouissent de leur bien-être au détriment de ceux qu'ils stigmatisent d'abord de "ratés", ensuite de "malades". Chaque névrosé fournit un paravent à des personnes qui résolvent leurs propres problèmes en les refoulant et en les projetant sur lui. Dans leurs peurs, leur comportement bien comme il faut, leur nivellement moyen bien assuré dans tous les domaines, ces éternels justes peuvent en quelque sorte commettre un meurtre par jour – ils ne s'en rendent même pas compte. Et si on le leur disait, ils ne le comprendraient pas. Si le meurtre parfait existe, il est présent chez ces magiciens de la mort. Ils ne ressentent pas toute la vie qu'ils étouffent en eux-mêmes, et toute celle qu'ils écrasent autour d'eux avec leurs perpétuels bons conseils et leurs recommandations ô combien pertinentes ! » (E. Drewermann, *Dein Name ist wie der Geschmack des Lebens.*)

- **Red Chestnut** trouve son emploi aussi quand *un seul membre de la famille* essaye d'en retenir un autre et qu'il tente d'impliquer toute la famille dans le maelström de ses besoins symbiotiques.

Ces personnes coupent littéralement le souffle de ceux dont ils se soucient tant, elles leur compliquent la vie avec tous les soins et peurs qu'elles ont à leur égard au lieu de les accompagner de pensées joyeuses. Cette implication dans la vie d'autrui ressemble fort à des entraves ; les soucis pour eux ont peut-être une raison d'être, mais il n'est tout simplement pas légitime d'en faire des entraves pour attacher l'autre.

- Cette *implication anxieuse* de **Red Chestnut** dans la vie d'autrui trouve son origine dans l'identification croissante de sa propre personne avec la personne qui fait l'objet de ses prévenances.

Ainsi, une femme mariée qui refuse son épanouissement personnel en se croyant obligée de ne se soucier que de son mari et de ses enfants trouve une autre attitude envers son existence en prenant **Red Chestnut**. L'essence florale lui permet d'envisager sous un autre angle sa famille et elle-même et à accorder à tous, y compris à elle, une plus grande *autonomie.*

- Les situations d'abus sont un autre grand champ d'application de **Red Chestnut**.

Il ne s'agit pas seulement d'abus *sexuels*, mais aussi de *manipulations psychoémotionnelles.* Il y a toujours des liens complexes entre bourreau et victime, et ce sont précisément ces intrications qui font perdurer la situation. En plus, la plupart des abus ont lieu dans l'*environnement familial ou social immédiat*, et les victimes en acquièrent la conviction qu'elles ne pourraient se soustraire à l'abus sous peine de faire basculer tout l'édifice social. Elles ne peuvent ou ne veulent pas endosser cette responsabilité en plus de leur état de victime.

❀ **Red Chestnut** ouvre un autre chemin aux victimes d'abus. Cette quintessence leur donne la *souveraineté* envers leur bourreau et un sentiment d'autonomie par rapport à la famille. L'attitude modifiée de la victime provoque souvent le retrait prudent du bourreau.

Red Chestnut – Résumé	
Comportement et psyché	**Zones corporelles sensibles**
Peurs d'abandon de l'enfant en entrant au jardin d'enfant Disputes entre parents et adolescents à la puberté Séparations (amitiés, relations, couples) Relations amoureuses ou de couple étouffantes Prévenances anxieuses pour des personnes aimées Abus sexuel ou psychoémotionnel	Préparation à l'accouchement au terme de la grossesse Sevrage Accompagnement de mourants Toxicomanie
Indications préférentielles	
Aide à délier des liens intriqués Conflits relationnels	

Les peurs selon les différentes essences florales

Mes observations personnelles m'ont amenée à conclure qu'il n'existe pas que deux, ou cinq, quintessences florales de la peur, comme cela est souvent stipulé. Chaque essence florale a ses aspects positifs et négatifs, et chaque *essence florale* présente une *typologie spécifique de la peur*.

❀ C'est précisément cette typologie spécifique de la peur qui éveille l'aspect négatif de la typologie humaine correspondante.

Ce sont nos peurs personnelles, tout à fait individuelles, qu
quent en général nos échecs ; elles mettent en route un processus qui nous entrave, nous inhibe, et qui peut même déboucher sur la maladie.

Les peurs selon les différentes essences florales	
Agrimany	Peur des profondeurs de la psyché, de l'insondable, de l'inconnu, peur qu'elles puissent amener des souffrances ou des états inconfortables
Aspen	Peur des différents niveaux de sa propre perception
Beech	Peur que les autres empiètent trop sur sa propre personne
Centaury	Peur d'être égoïste, de ne pas mériter l'amour et l'attention des autres
Cerato	Peur d'entendre sa voix intérieure et d'avoir à la suivre
Cherry Plum	Peur de perdre le contrôle de soi, peur de l'autodestruction
Chestnut Bud	Peur des conséquences des modifications de son comportement
Chicory	Peur d'être abandonné par les autres
Clematis	Peur de ne suffire aux défis de la vie
Crab Apple	Peur de perdre sa pureté
Elm	Peur de ne pas être à la hauteur, d'être dépassé par les événements
Gentian	Peur qu'un changement amène une aggravation
Gorse	Peur parce que l'objectif semble hors d'atteinte
Heather	Peur de ne pas recevoir sa pleine mesure d'amour, d'attention, de tendresse
Honeysuckle	Peur du présent, de l'avenir, de la mort
Impatiens	Peur d'avoir à se renier, se limiter, d'être contenu
Larch	Peur de son propre engagement
Mustard	Peur de sombrer dans l'isolation et les ténèbres
Oak	Peur de se trouver démuni et dépendant des autres
Pine	Peur de ses fautes, d'être jugé comme sans valeur
Red Chestnut	Peur de perdre la protection, l'appartenance à son clan
Rock Rose	Peur de perdre pied, de s'effondrer
Rock Water	Peur de l'étendue de ses émotions ; peur des changements de la vie

Les peurs selon les différentes essences florales	
Scleranthus	Peur de prendre une mauvaise décision
Sweet Chestnut	Peur d'avoir à regarder la vérité en face
Vervain	Peur de rater quelque chose
Vine	Peur que les autres reconnaissent sa propre faiblesse, sa propre dépendance, son besoin d'eux
Walnut	Peur de se libérer des entraves de son armure protectrice
Water Violet	Peur de perdre contenance, de paraître ridicule
White Chestnut	Peur de ne trouver d'issue
Wild Oat	Peur de se fixer
Wild Rose	Peur d'avoir à quitter l'état idyllique qu'on s'est créé
Willow	Peur de prendre la responsabilité de sa vie

L'incertitude

Cerato *(Plumbago)*

❀ **Cerato** est l'essence florale de la certitude intérieure. Tout comme les personnes **Rock Rose** ne sont pas assez reliées à la terre, les personnes **Cerato** ne sont pas assez reliées à elles-mêmes. L'accès à leur propre intuition leur fait défaut, elles sont sourdes à la voix de leur cœur.

Les personnes **Cerato** ne manquent pas d'idées qu'il leur plairait tout à fait de se voir réaliser, mais elles ne sont pas sûres de le désirer réellement. Ces personnes peuvent être très *hésitantes* ou *freinées dans leurs élans*, ou au contraire être plein de dynamisme et toujours *à un cheveu* de réaliser quelque chose. Mais elles ne parviennent pas à déclencher réellement l'action, puisqu'elles se sentent obligées de demander conseil de tous côtés. Si ces personnes ont obtenu, grâce à leur persévérance, une dizaine de bons conseils, elles se trouvent dans la confusion devant l'éventail des avis récoltés. Une parfaite raison de ne pas mettre en exécution l'idée originale ! Même un projet qui leur tient à cœur ne leur inspire pas assez de confiance pour qu'elles écoutent leur intuition. Et si, malgré tous leurs doutes et remises en question, ces personnes entendent tout de même leur voix intérieure, elles se sentent obligées de l'habiller d'explications rationnelles. Cette explication rationnelle devra faire taire les sceptiques de leur entourage, et le scepticisme qu'elles portent également en elles-mêmes.

❀ Les personnes **Cerato** arrêtent au plus tard une action quand l'entourage émet des critiques ou des doutes à son sujet.

Elles ne font rien spontanément, par simple désir, tout est subordonné à l'aspect rationnel de l'entreprise.

Comparaison florale

Les personnes **Vervain** représentent le principe contraire. Elles sont capables de courir en toute lucidité et contre tout bon sens vers l'obstacle, uniquement parce que leur désir les y pousse. Cependant, elles retombent généralement sur leurs pieds sans trop d'avanies.

❀ Les personnes **Cerato** parviennent à faire échouer une entreprise qui aurait de bonnes chances de réussir, par le seul fait qu'elles *doutent d'elles-mêmes* et qu'elles *suivent trop de conseils* à la fois.

D'autre part, elles ne ressentent pas une implication profonde envers leurs actions.

❀ Elles éprouvent de grandes difficultés à défendre une opinion, à être persévérantes devant un obstacle dans le but d'en triompher.

Elles n'en souffrent pas moins de ne pas savoir qui elles sont réellement, et ce qu'elles désirent en fait. Cette question sans réponse en fait une balle de ping-pong pour les autres, puisque c'est des autres – et non d'elles-mêmes – qu'elles attendent la confirmation de leur position et de leurs actes.

Les personnes **Cerato** peuvent être désemparées dans des situations très banales, comme par exemple acheter des vêtements ou des chaussures. Au magasin, elles se rappellent encore le but de leur venue, mais elles n'ont pas d'idée précise sur leurs achats et manquent de repères pour décider entre l'offre et l'à-peu-près de leurs idées.

❀ Les personnes **Cerato** n'ont pas de *style personnel* pour *s'habiller.*

Les vêtements expriment notre personnalité, telle que nous désirons la présenter à l'extérieur. Mais comment faire preuve de personnalité si on ne la connaît pas soi-même ? Ces personnes s'habillent donc souvent suivant la mode du moment, ce qui leur donne un certain style, mais elles doutent si ce « look » leur réussit vraiment.

Sur le plan médical, la typologie **Cerato** s'exprime par un *trouble des perceptions*, des *irritations cutanées* aux origines incertaines, et un ensemble de symptômes divers pour lesquels il ne semble pas y avoir d'explication logique.

❀ Ce groupe de patients trouve aussi ses maladies dans la presse.

La presse de boulevard décrit certaines maladies à grand renfort de détails, de sorte qu'un patient **Cerato** trouve enfin les mots exacts qui rendent compte de son état. Il se précipite chez le médecin, craignant le pire, mais celui-ci ne constate rien de préoccupant, examens de laboratoire à l'appui. Le patient **Cerato** en doute, puisque le journal parlait d'une maladie difficile à diagnostiquer, et il s'adresse à un spécialiste. Ces démarches peuvent être multipliées à l'infini, puisque les personnes **Cerato** ne supportent pas l'incertitude en ce qui concerne leur état de santé.

❀ **Cerato** est une essence florale qui s'adresse également aux personnes à la *discrétion* telle qu'elles passent presque inaperçues.

Elles ne sont pas sûres de ce qu'elles sont, de ce qu'elles ont à dire. La participante d'un de mes séminaires m'a téléphoné pour un détail. Elle déclinait son nom, disait qu'elle participait à mon séminaire, mais ajoutait immédiatement que je ne savais sans doute pas qui elle était. Je savais cependant très bien la situer, son apparence insignifiante même me l'avait fait remarquer.

❀ **Cerato** a aidé cette participante à déployer et rendre visible à tous son potentiel réellement remarquable.

Cerato peut aider chacun de nous de temps en temps, notamment quand nous nous heurtons à des difficultés, des problèmes ou des limites qui nous usent au point que nous nous demandons si le chemin pris est le bon.

❀ **Cerato** nous rassure dans ce cas en nous remémorant le but initial et en nous confirmant que la voie parcourue correspond toujours à notre objectif clairement défini auparavant.

Quand quelqu'un a été *accusé à tort*, **Cerato** peut lui donner la force de persuasion nécessaire pour se défendre. Cette essence florale permet également de ne pas douter de la justesse de son action et évite ainsi la perte de l'estime de soi.

❀ **Cerato** nous permet ainsi de traverser des moments difficiles en nous donnant la *certitude profonde* d'agir avec justesse.

Certaines personnes regrettent de ne jamais se souvenir de leurs rêves, d'autant plus que d'autres en font si volontiers état.

> Cerato permet de porter les rêves à un *niveau conscient* et de s'en souvenir. À cet effet, on prend **Cerato** dans la soirée et au coucher, suivant la *méthode du verre d'eau*.

Cerato – Résumé	
Comportement et psyché	**Zones corporelles sensibles**
Hésitation, retenue Incapacité à réaliser ses propres idées Incapacité à écouter sa voix intérieure ou à suivre son intuition Doute de soi Défend difficilement une opinion, se défend difficilement lui-même Absence d'un style vestimentaire personnel Discret, insignifiant, peu sûr de soi Ne se rappelle pas de ses rêves	Troubles de la perception Irritations cutanées
Indications préférentielles	
Incertitude intérieure et manque d'accès à sa propre intuition	

Scleranthus *(Gravelle annuelle)*

❀ **Scleranthus** s'adresse aux personnes qui balancent constamment entre des oppositions : des sentiments contraires, la raison et l'émotion, le plaisir et les obligations, le oui et le non, le vouloir et le non-vouloir. La dualité est la base même de leur conflit.

Ce *manque d'harmonie*, ce *déchirement* constant conduit à un état d'agitation permanente, de dispersion, de mouvements brusques ; les personnes donnent l'impression de n'être pas en prise avec elles-mêmes et de manquer de but. Prendre une décision leur est difficile : elles jaugent une possibilité par rapport à une autre, et si tel choix leur semble judicieux, elles pensent que l'autre pourrait l'être encore plus.

❀ Le manque d'engagement, l'indécision, le déchirement intérieur représentent le problème de base de la typologie **Scleranthus**.

Devant une magnifique carte de restaurant, la personne **Scleranthus** réfléchit par oppositions et offre le spectacle suivant : première décision : végétarien ou non végétarien ? Si la décision est « non végétarien », se pose la question : poisson ou viande ? Ou finalement, ne vaudrait-il pas mieux décider entre poisson et végétarien ? La décision est : « viande », mais laquelle ? de l'agneau ou du canard ? – les deux ne sont pas élevées de façon industrielle. Ce sera de l'agneau – piquant ou aigre-doux ? L'aigre-doux est plus profitable puisqu'il réunit deux saveurs en un seul mets. Au terme de ces réflexions, et si la fortune ce soir-là est contraire, le plat ne sera plus disponible. Tout sera à recommencer…

Un tel exemple peut prêter à sourire.

❀ Mais quand cette attitude de base se reflète dans les décisions importantes de la vie qui poseront éventuellement des jalons pour longtemps, on peut comprendre le désarroi et la souffrance morale des personnes qui sont confrontées en permanence à des dilemmes.

Comparaison florale

Le portrait floral de **Cerato** indique le rapport de la personne à ses *vêtements*. Les vêtements, en tant que seconde peau, reflètent nos ressentis et l'aspect de nous que nous désirons montrer.

Les personnes **Scleranthus** sont confrontées ici à une difficulté : dès que les vêtements ne correspondent plus à leur humeur du moment, elles se changent.

❀ Ces personnes peuvent donc se changer plusieurs fois par jour.

Le garçon d'une de mes clientes amoncelait ainsi tous les jours des tas de vêtements qui étaient trop propres pour être lavés, mais qui n'étaient plus assez frais pour être repliés et rangés dans le placard.

En cas de *maladie*, les personnes **Scleranthus** ne parviennent pas à se décider pour une pathologie et des symptômes précis.

❀ Leurs symptômes sont changeants, parfois itinérants, et souvent même contradictoires.

❀ Une affection caractéristique de **Scleranthus** est le syndrome maniaco-dépressif.

L'état d'humeur de ces patients change de l'exaltation à la plus profonde tristesse, de l'euphorie à l'apathie et la dépression, de l'hyperactivité à l'envie de mourir. Pour le traitement d'appoint d'un tel patient avec les essences florales, il faudrait changer celles-ci en permanence, bien que les deux états opposés soient toujours présents chez lui et alors même qu'il n'en vit qu'un seul à la fois.

❀ J'ai fait de bonnes expériences en faisant de **Scleranthus** une sorte de balance où j'ajoute dans chaque plateau (au sens figuré) l'essence qui correspond le plus à l'aspect maniaque d'une part, et dépressif d'autre part.

Comme il a déjà été signalé ailleurs, un tel mélange ne remplace pas, et surtout pas dans l'immédiat, les médicaments psychotropes, si le patient y a recours. Par contre, on peut envisager de les réduire avec le temps.

❀ **Scleranthus** rend également de bons services dans la *maladie de Parkinson*.

Cette maladie entrave les patients dans leurs mouvements intentionnels et les fait donc balancer entre vouloir et pouvoir.

Comparaison florale

Cherry Plum peut également être indiquée ici quand le mouvement est d'abord freiné dans son exécution et qu'il s'exécute ensuite avec un effort disproportionné.

Il est un fait établi que les hommes sont asymétriques, leur visage tout comme leur corps l'expriment clairement. Chaque personne a au moins une légère asymétrie.

❀ Quand l'asymétrie est très nette, elle peut indiquer une typologie **Scleranthus**.

En acceptant le postulat que notre apparence et notre corps sont le reflet de l'essence propre de notre être, une asymétrie importante exprime deux tendances opposées dans la psyché de la personne. En citant Goethe : « Deux âmes habitent, hélas, dans mon cœur. »

❀ Deux *traits de caractère opposés* se manifestent concrètement.

Pour visualiser chacune de ces deux personnalités, le procédé suivant est éloquent :

> Prenez une photo d'identité prise de face, ou la photo de la personne debout. Posez un miroir au centre de la photo en la mirant tantôt à droite, tantôt à gauche ; vous obtiendrez deux images complètes de la personne qui sont cependant très divergentes.

Par cet effet, on se rend mieux compte de la personnalité qui se reflète de chaque côté du miroir. Ces deux côtés différents peuvent chacun refléter un aspect de la personne qu'il s'agira éventuellement de traiter également.

Scleranthus – Résumé	
Comportement et psyché	**Zones corporelles sensibles**
Agitation permanente Dispersé, mouvements brusques Manque d'engagement, indécision, déchirement intérieur Se change plusieurs fois par jour Traits de caractère contradictoires Syndrome maniaco-dépressif	Symptômes changeants, itinérants ou contradictoires Maladie de Parkinson Asymétrie physique
Indications préférentielles	
Déchirement intérieur ; manque d'harmonie intérieure	

Gentian *(Gentiane bleue)*

❀ **Gentian** s'emploie dans la dépression réactionnelle en phase aiguë. En tant qu'essence florale constitutionnelle, elle est spécifique du pessimiste.

La *dépression réactionnelle* permet au patient ou au thérapeute de définir la cause du mal-être quelle que soit son ancienneté. Il peut s'agir d'une rupture sentimentale, de pertes matérielles, de maladies, de déceptions…

❀ Ce type de dépression est la réaction d'une personne par rapport à un événement qui a eu lieu dans son existence.

Gentian est particulièrement indiquée dans cette dépression réactionnelle, et notamment quand l'événement est encore relativement proche ou quand le souvenir d'une ancienne souffrance a été réactivé par un fait récent. Dans ce cas, l'ancienne situation décourageante non résorbée revient à la surface et s'exprime de nouveau.

❀ **Gentian** *encourage* à abandonner l'attente négative d'un nouvel échec.

Certaines personnes ont un *caractère fondamental* **Gentian** :

Ce sont les personnes qui ne cessent de *ruminer*, qui *doutent foncièrement*, et qui évitent tout risque.

Elles repassent les choses interminablement dans leur esprit jusqu'à ce qu'elles en aient trouvé le point faible. On m'a proposé un jour cette définition du *pessimiste :*

le pessimiste est une personne qui secoue la tête au-dessus de la soupe jusqu'à ce qu'il y trouve le cheveu qu'il cherche. Ces personnes préfèrent s'en tenir aux situations connues, quelque bien ou mal qu'elles puissent être, puisqu'un changement pourrait éventuellement être un changement pour le pire. Elles restent au statu quo de leurs connaissances acquises et leurs *a priori permanents* les privent de progresser dans leurs connaissances et leur évolution. Elles peuvent s'illustrer par le refus d'essayer de nouveaux mets ou des saveurs inhabituelles.

Comparaison florale

Il est toutefois plus aisé de convaincre une personne **Gentian** de tenter une nouvelle expérience qu'une personne **Gorse**. **Gentian** pourra accepter plus facilement de dépasser son cadre de vue.

❀ La typologie **Gentian**, ou seulement un état de découragement passager, peut se manifester par des débuts de phrase tels que : « Oui, mais… »

Je pourrais plaisamment décrire le représentant type de **Gentian** par : signe Valium, ascendant Escargot. En Faculté, il est presque impossible de suivre le cours d'un professeur de ce type. Même si le sujet est passionnant, on lutte après dix minutes contre la somnolence. La *lenteur* flegmatique qui résulte de leurs a priori est si communicative qu'elle s'empare rapidement de toute l'audience.

Gentian ne transformera pas de telles personnes en risque-tout téméraires, mais cette essence florale leur donnera l'assurance et la confiance nécessaires pour aborder un *changement*.

Gentian – Résumé
Comportement et psyché
Dépression réactionnelle Pessimiste ; rumine, doute Reste sur des a priori, est fermé aux nouveautés, aux choses inconnues Découragé, lent, flegmatique
Indications préférentielles
Dépression réactionnelle aiguë ; pessimisme fondamental

Gorse *(Ajonc d'Europe)*

❀ **Gorse** est l'essence florale pour les états de résignation et de découragement total. Ces personnes ont renoncé et n'attendent plus aucune amélioration ou aide.

J'ai appris petit à petit à saisir la dynamique de cette essence florale. En fait, elle se communique intensément lorsqu'on médite sous son influence. Ses effets se manifestent très nettement au niveau du centre d'énergie appelé « chakra du cœur ». On y ressent une immense *douleur mélancolique* qui nous montre en totale clarté toute l'étendue de notre nostalgie. C'est précisément cette nostalgie, en apparence infinie et intouchable, que son évocation seule *décourage* d'avance.

Cette dynamique est à l'œuvre chez les personnes **Gorse**.

- Il peut s'agir de personnes qui souffrent de *douleurs chroniques*, d'autres qui souffrent d'une *maladie incurable*, d'autres encore qui vivent dans des *situations difficiles*, tous les états qui leur paraissent irrévocables et qui les submergent d'infinis désirs d'amélioration et de soulagement de leur difficile destin.

Mais en même temps, la réalisation de ce désir leur semble hors d'atteinte, elles peuvent l'appréhender en pensée, mais non dans leur vécu manifeste. Par conséquent, elles renoncent, se résignent et supportent leur fatalité dont apparemment seule la mort saurait les délivrer.

L'idée de la résignation est si manifeste à leur esprit qu'il s'agit avant tout de résorber la *dépression manifeste* pour libérer les énergies d'autoguérison.

- Certains patients **Gorse** semblent être à demi morts, bien que séjournant encore en cette vie. Ils ne cherchent plus d'aide et n'en attendent pas davantage.

La problématique de base est *l'arrêt, l'immobilisme.*

- **Gorse** rend l'objet de leur désir nostalgique plus concret ; à travers cette essence florale, les personnes se rendent compte que l'action pourrait leur être bénéfique.

Quand une telle personne est prête à mobiliser de nouveau sa volonté, les thérapies vaines jusqu'à présent ont une nouvelle chance de succès.

Gorse est l'essence florale d'un état aigu. Cependant il faut la prendre pendant un certain temps. En effet, les états Gorse se résorbent habituellement avec la même lenteur qu'ils se sont formés.

Gorse – Résumé	
Comportement et psyché	**Zones corporelles sensibles**
Douleur mélancolique Découragement total Situations extrêmement difficiles qui engendrent une infinie nostalgie d'amélioration Dépression manifeste Arrêt, immobilisme	Douleurs chroniques Maladies incurables
Indications préférentielles	
Découragement total, résignation	

Hornbeam *(Charme)*

❀ **Hornbeam** est l'essence florale d'un épuisement soit physique, soit psychique. La cause provient d'un surmenage intellectuel qui ne trouve pas sa compensation dans une activité physique.

Hornbeam s'adresse avant tout à l'*épuisement mental* qui se traduit par une *fatigue* et une *adynamie* sur le plan physique. La fatigue est surtout ancrée dans l'idée. Le matin, on manque de motivation pour se lever parce que l'idée même du travail à fournir génère la sensation de fatigue.

❀ L'état d'épuisement est dû à la *routine* d'une *occupation mentale* et est renforcé par le manque d'activité physique qu'on ne veut ou ne peut pas s'accorder.

L'exemple type est l'homme au bureau qui travaille pendant toute la journée sur ses dossiers ou devant l'ordinateur et qui le soir, pour se détendre, se met devant la télévision au lieu de compenser par une activité physique. Cet homme essaye de se détendre en faisant appel au même type d'activité, c'est-à-dire en sollicitant de nouveau son mental.

L'épuisement basé sur le manque d'activités compensatoires peut se traduire sur le plan corporel par des :

❀ *Relâchements du tissu conjonctif, ruptures du tissu conjonctif, varices, œdèmes dans les jambes, hémorroïdes.*

Il est bien établi que ces maladies proviennent souvent d'une position assise ou d'une station debout prolongées.

❀ **Hornbeam** donne des résultats remarquables quand une *naissance prématurée* est à craindre.

Dans ces cas, les tissus conjonctifs de la mère ne sont pas assez solides pour porter et retenir le poids de l'enfant. Globalement, **Hornbeam** est une excellente aide durant la *grossesse* pour éviter les troubles mentionnés précédemment, tels que les varices, hémorroïdes ou ruptures des tissus conjonctifs (vergetures).

Dans cette optique, je prescris **Hornbeam** non seulement par voie interne, mais aussi en application externe, sous forme de massage (1 goutte de Hornbeam pour 10 ml d'huile de massage ou de lotion) et de bain (7 gouttes de Hornbeam pour un bain).

Hornbeam – Résumé	
Comportement et psyché	**Zones corporelles sensibles**
Épuisement mental dû à une activité routinière Se refuse une compensation ou la détente	Fatigue Lassitude Relâchement du tissu conjonctif Ruptures du tissu conjonctif (vergetures) Varices Œdèmes des membres inférieurs Hémorroïdes Risque d'accouchement prématuré Grossesse
Indications préférentielles	
Lassitude due à une activité routinière ; épuisement psychique ou physique	

Lotus *(Élixir floral californien, essence florale des plantes sauvages d'Europe)*

❀ L'essence florale de **Lotus** a sa place ici, parce qu'en l'utilisant simultanément avec l'essence de **Hornbeam**, on obtient le plein effet de celle-ci.

Le lotus est enraciné au fond des pièces d'eau. Sa tige traverse l'eau et développe ses feuilles à sa surface. La longue hampe florale peut s'élever jusqu'à un mètre au-dessus de la surface de l'eau.

Comparaisons florales

Lotus est indispensable en association avec **Hornbeam** pour traiter sur le plan corporel les *œdèmes*, les *varices*, et surtout les *risques d'accouchement prématuré*.

Tandis que **Hornbeam** raffermit les muscles et les tissus conjonctifs, **Lotus** aide les fluides corporels à remonter, et l'enfant à naître à se « rendre plus léger » ; il participe aussi au mouvement ascensionnel.

❀ Pour cette raison, **Lotus** est une contre-indication formelle pendant l'accouchement.

Le mouvement de l'enfant qui vient au monde ne s'inscrit pas dans un mouvement ascendant mais descendant.

❀ **Lotus** est également contre-indiquée en cas de migraines ou de maux de tête.

La seule exception revient aux *maux de tête* qui suivent une période d'intense activité sexuelle. Dans ce cas, la tête accuse un déficit énergétique puisque les énergies ont été dépensées dans la polarité opposée.

❀ Sur le plan psychospirituel, **Lotus** nous aide à nous dépasser, notamment dans nos ressentis et angoisses.

Une histoire illustre un tel ressenti. Un cavalier devait traverser le lac de Constance qui était gelé. L'entreprise ne manquait pas de danger, et le cavalier prévoyait la traversée pour le lendemain. Pour l'instant, il se rendait dans une auberge où il comptait se reposer de la chevauchée du jour et prendre de nouvelles forces pour le jour suivant. Il commanda à la servante un vin particulièrement exquis et lui en donna la raison. Les yeux de la servante se firent étonnés, et elle lui dit qu'il venait de faire cette traversée hasardeuse. En se rendant compte rétroactivement à quel péril il venait d'échapper, le cavalier fut saisi d'effroi et de panique, et il mourut sur le coup.

Qui de nous ne connaît pas ce type de situation ? Nous traversons une période de grand trouble, nous nous maintenons vaillamment, inconscients de la force et de l'endurance dont nous faisons preuve. Mais quand le problème a été résolu et que nous jetons un regard en arrière, nous voyons tout à coup le danger qui avait pesé sur nous, et nous nous effondrons en larmes.

❀ **Lotus** nous aide à préserver cette force et ce dépassement de nous-mêmes que nous avons acquis.

Hormis la série des 38 quintessences de Bach, presque toutes les autres séries existant sur le marché contiennent l'essence florale de Lotus. Qu'il s'agisse des élixirs australiens ou californiens, des essences indiennes ou hawaïennes, toutes font appel au Lotus de leur région. Cette essence, qui est considérée comme un remède universel, doit toute sa qualité au continent dont elle provient. Elle possède un effet *équilibrant* et *harmonisant* sans pareil.

Lotus – Résumé	
Comportement et psyché	**Zones corporelles sensibles**
Effondrement après une dure épreuve	En association avec Hornbeam Œdèmes Varices Risque d'accouchement prématuré Maux de tête suite à une intense activité sexuelle
Indications préférentielles	
Potentialise l'action de Hornbeam ; effet équilibrant et réharmonisant	

Wild Oat *(Folle Avoine)*

❀ **Wild Oat** est l'essence qui facilite les choix.

Comparaison florale

À première vue, **Wild Oat** peut ressembler à **Scleranthus**. Mais dans le cas de **Scleranthus**, les personnes vivent les affres d'un choix entre deux possibilités, cependant que **Wild Oat** les confronte avec une *multitude de choix*.

Les personnes de type **Wild Oat** ne pèsent pas les pour ou les contre ; elles ne valorisent pas une chose en dévalorisant son contraire, mais elles souffrent du fait qu'en se décidant pour une chose, il ne leur reste pas assez de possibilités pour s'occuper du reste.

❀ Ces personnes sont talentueuses ; elles s'intéressent à de nombreuses activités qu'elles investissent d'un certain pouvoir créateur.

Mais malgré leurs *multiples talents*, elles *manquent de persévérance* pour les mettre en pratique.

Leur problématique réside dans la transition qui existe entre la fascination pour une idée et le moment où il faudrait s'y impliquer réellement. Une patiente m'a dit un jour qu'elle aimerait tant se lancer dans différentes entreprises, mais qu'à partir du moment où elle avait compris le fonctionnement de celles-ci, qu'elle en connaissait le principe, les sujets perdaient tout intérêt pour elle.

Ces personnes trouvent leur voie dans les métiers qui permettent de développer de *nouveaux projets*, de faire preuve d'ingéniosité, d'expérimenter jusqu'à ce qu'elles en aient fixé le principe. Par contre, la réalisation du projet n'est plus de leur domaine, puisque celle-ci demande de l'endurance, de la persévérance et une constance qui font défaut au type **Wild Oat**.

Les personnes **Wild Oat** semblent avoir une vie à multiples facettes, pleine d'intérêts divers, de divertissement et d'inconnu, mais il leur manque en définitive le sentiment d'avoir ou de faire quelque chose qui leur soit tout à fait propre, qui fasse partie d'elles-mêmes. En elles-mêmes elles ressentent un *désir profond* qu'elles *ne parviennent pas à satisfaire*. Dans leurs nombreuses occupations, passe-temps, voyages, relations ou affaires amoureuses, elles sont en quête permanente de ce qui pourrait bien les combler. Mais quand elles ont finalement trouvé un métier ou une relation épanouissante, elles reculent devant la monotonie ou la routine qui sont le propre de la constance.

- Les personnes de type **Wild Oat** sont *désorientées* et *sans but véritable*, en portant en sous-jacence toujours un certain désir d'être *rassurées* et sécurisées.

Leur vie se complique un peu plus parce que ces personnes désirent aussi faire ou être quelque chose *d'exceptionnel*, et la vie courante leur paraît banale.

- **Wild Oat** fournit les *globe-trotters*, les personnes qui voyagent beaucoup, soit professionnellement, soit à titre privé, ou dont le métier prévoit de fréquentes mutations à l'étranger.

Dans un tel contexte, les personnes **Wild Oat** sont comparables à des navires qui voguent sur toutes les mers du monde tout en ayant quelque part un port d'attache. Elles peuvent s'y retirer de temps en temps, s'y reposer, s'y sentir en sécurité. Aussi longtemps que la maison familiale offre un tel havre de paix, il n'y a guère de difficulté. Les problèmes commencent dans une relation – quel homme ou quelle femme désire n'être qu'un port d'attache ? Il sera plus adéquat de trouver un partenaire également **Wild Oat** afin que les deux puissent vivre une vie sans trop de contraintes, pleine de diversion et de changements. Les enfants, cependant, pourraient poser problème à ce type de couple, à moins qu'ils ne naissent eux-mêmes avec une tendance migratoire.

- Un *enfant* de type **Wild Oat** s'intéresse à tout. Son imaginaire lui permet de créer des jeux avec n'importe quel matériau qu'il rencontre ; son désir de découvrir la vie dans toute sa multiplicité lui donne un bon contact avec les autres enfants et les adultes.

Ces enfants sont également très ouverts à l'inconnu en matière de nourriture. Ils essayent volontiers tout, même s'ils refusent par la suite certaines préparations qui ne correspondent pas réellement à leur goût. L'expérimentation générale fait partie de ces enfants, puisqu'ils ont à cœur d'aller au fond des choses. Un tel enfant crée des imprévus permanents chez ses parents, qui n'ont que la ressource de l'espérer protégé au mieux ! Astrid Lindgren en a fait une merveilleuse description dans son livre *Michel de Lönneberga*.

Sur le plan de la santé, les personnes **Wild Oat** n'offrent pas de symptomatologie particulière.

❀ Une maladie les restreindrait dans leur *besoin de liberté*, de sorte qu'elles ne dépassent guère les petits maux saisonniers.

Devenir gravement malade, sentir le poids de l'âge ou même devenir grabataire, est une pensée intolérable aux personnes **Wild Oat**. Elles tentent dans ce cas de compenser le manque d'action concrète par une *agilité* et des *occupations de l'esprit*, tout en déplorant qu'elles ne puissent plus agir à leur guise. J'ai rencontré une telle personne dans un foyer pour personnes âgées. Dans sa jeunesse, cet homme avait voyagé dans le monde entier, et il n'y a pas un pays dont il ne pouvait conter une histoire. Il existait autant de femmes qui avaient jalonné sa vie errante. Il vivait maintenant dans le regret de son âge qui l'empêchait de séduire encore.

❀ Les hommes et les femmes **Wild Oat** ont effectivement un certain *charme* auquel on résiste difficilement.

L'âge et la décrépitude n'avaient en rien altéré le charme de cet homme, et j'ai bien pu me l'imaginer dans ses quarante ou cinquante ans. À l'hospice, il passait son temps à lire, écouter de la musique, prendre des cours par correspondance, mais il *souffrait* terriblement de son état de *grabataire*.

Il sera utile de réfléchir avant de tomber amoureux de ces personnes. Pour elles, aimer quelqu'un ne veut pas dire perdre l'intérêt pour quelqu'un d'autre.

Wild Oat – Résumé
Comportement et psyché
Talents multiples Manque de persévérance pour réaliser leurs projets Manque d'endurance et de constance Inventeurs, responsables de projets de développement Manque de but et d'orientation, mais besoin d'un havre protecteur Veut être au-dessus du commun Globe-trotter, existence migratoire, besoin de liberté Enfants aux talents multiples, curieux de tout, ouverts à tout Charmeur
Indications préférentielles
Pour faire un choix parmi un faisceau de possibilités

Le manque d'intérêt pour le présent

Clematis *(Clématite des haies)*

❀ **Clematis** s'adresse aux personnes qui rêvent en plein jour.

La clématite est une liane de la mi-ombre. Une liane est une plante grimpante qui a besoin d'autres plantes ou supports pour se hisser au soleil.

Tout comme la clématite tourne autour de buissons et d'arbres, la personne **Clematis** tourne autour de ses *rêves* et ses *fantasmagories*. Toute sa vie psychique s'épand en belles images et rêveries qui représentent pour elle la réalité.

❀ Ces personnes ne sont jamais tout à fait présentes, leur attention n'est jamais entièrement centrée sur les faits du moment.

Il en résulte des risques d'*accident réels*. Il peut s'agir de simples accidents domestiques, en se coupant par exemple en épluchant des légumes, en se heurtant contre le montant d'une porte, en trébuchant sur un objet, ou de graves accidents de la circulation, parce que les personnes **Clematis** sont en pensées ailleurs.

Il leur est difficile de se *concentrer* sur quelque chose de précis, de diriger toute leur attention sur un point et de l'y maintenir.

L'état **Clematis** peut se manifester chez l'écolier de cette façon : il participe avec intérêt à la leçon pendant un certain temps, mais ensuite son attention diverge. Ces enfants ne gênent pas la classe, ils sont *calmes, silencieux* et *entièrement absorbés*, hélas pas dans le cours, mais dans leur imaginaire. Ils ne savent pas répondre à la question du professeur, non par ignorance mais parce qu'ils n'ont même pas entendu la question. Il est difficile pour les parents de tels enfants de surveiller les devoirs puisqu'eux-mêmes voient très bien la problématique à résoudre alors que l'enfant assure que ce sujet n'avait jamais été traité en classe.

- L'*oubli* est également un problème **Clematis**. Cependant, l'oubli n'est pas total, le réel problème est le moment où l'information surgit de nouveau.

Clematis n'a pas le *sens du temps*, ce qui constitue son autre grand problème et est étroitement corrélé à l'oubli. Les personnes **Clematis** se souviennent effectivement de ce qu'elles devaient faire, mais trop tard. Elles ne sauraient évaluer le temps passé, que ce soit cinq minutes ou une heure, puisqu'elles étaient plongées dans leur propre réalité. Ce n'est donc que le regard sur la montre qui leur fournira la réponse. Il semble logique que de telles personnes sont rarement ponctuelles. Cependant, plus elles se laissent une marge pour être vraiment à l'heure, plus elles sont en retard. Elles sont beaucoup plus ponctuelles quand leur marge est faible, mais ce stress les porte rapidement aux limites de leur endurance nerveuse.

- La *lecture* représente un autre trait caractéristique de **Clematis**. Les personnes **Clematis** aiment non seulement lire, mais elles utilisent leurs lectures pour se propulser dans un autre monde. **Clematis** préfère le livre à la télévision, puisque la lecture lui permet de se forger ses propres images. Cependant, quand elles regardent la télévision, elles se meuvent aussi dans les films. Elles préfèrent les films *non violents*, elles aiment les *séries familiales* auxquelles elless participent mentalement et dans lesquelles elles peuvent se projeter.

Quand la lecture, la télévision ou la musique servent aux personnes de tendance **Clematis** pour échapper à la réalité, on comprend aisément qu'elles sont aussi attirées vers les drogues douces, la *marijuana* et le *haschisch*, par exemple, qui plongent l'utilisateur précisément dans ce monde de *rêve-réalité*.

Ces personnes ont une *vitalité faible*, et disposent de peu d'énergie pour s'opposer à la vitalité de tiers.

❀ Dans une *situation de conflit*, une dispute ou une confrontation par exemple, elles peuvent être subitement écrasées par la *fatigue* au point d'avoir à se coucher.

Il ne s'agit point d'une excuse, mais d'un réel symptôme ; elles sont tellement surprises par une sensation de sommeil qu'elles pensent s'endormir sur-le-champ. Elles tentent ainsi inconsciemment d'éviter le conflit.

❀ En cas de *maladie*, ces patients ne semblent pas concernés ; ils sont apathiques et laissent la maladie suivre son cours.

Elles se laissent porter par leur maladie comme elles se laisseraient porter par un bon film ou un livre. Elles ne semblent pas considérer leur corps ou leur maladie comme étant leurs. Par conséquent, elles n'activent guère leurs forces vitales pour guérir ; la guérison se fait ou ne se fait pas. **Clematis** présente un excès d'*indifférence* avec la conséquence que leur guérison dure beaucoup plus longtemps que la norme. Pour guérir, elles s'en remettent entièrement à leurs thérapeutes.

❀ En donnant **Clematis** à de tels patients, on les réintègre mieux dans la réalité et on leur donne les moyens pour activer leurs forces et leur volonté de survie.

La fièvre, dans ce cas, monte quelque peu et les divers symptômes peuvent s'aggraver, mais le but de la démarche sera atteint, à savoir que le patient se confronte à sa maladie au moins sur le plan physique.

Clematis aide également en cas de *perte de conscience.*

> En cas de perte de conscience, on utilisera le remède pur (directement du flacon de concentré). On en frictionnera les lèvres, les tempes, les poignets, et si possible la plante des pieds, pour ramener le patient grâce à Clematis dans la réalité.

Clematis – Résumé	
Comportement et psyché	**Zones corporelles sensibles**
Rêve en plein jour Risques d'accidents accrus Manque de concentration Est en pensées souvent ailleurs Oublie facilement Mauvaise appréciation du temps, retards Bibliophiles passionnés Préférence pour les films non violents ou les séries familiales Faible vitalité Se fatigue dans une situation de conflit Indifférence	Pour augmenter la vitalité des patients apathiques Évanouissements
Indications préférentielles	
Essence florale pour les rêveurs en plein jour	

Honeysuckle *(Chèvrefeuille)*

❀ **Honeysuckle** s'adresse aux états nostalgiques.

Le chèvrefeuille est une plante volubile comme **Clematis** ; cependant, les pensées et les états nostalgiques des personnes **Honeysuckle** sont centrés sur le passé : le mal du pays, le regret de la jeunesse, des relations ou des fortunes passées. Leurs souvenirs sont toujours positifs, elles ne voient le passé qu'à travers un prisme embellissant.

La problématique de **Honeysuckle** est très bien illustrée par l'histoire suivante : un chef indien a été convoqué chez le président des États-Unis. Le délai était court, et au lieu de prendre son cheval, il lui fallait prendre le train pour arriver à temps. Parvenu à Washington, il s'assit sur le quai en cherchant manifestement de tous côtés. On lui demanda pourquoi il ne se mettait pas immédiatement en route vers le président, on lui signala qu'il arriverait en retard. Le chef indien répliqua qu'il devait attendre l'arrivée de son âme qui n'avait pas pu le suivre à la vitesse du train.

❀ La problématique des personnes **Honeysuckle** est donc le rapport de leur âme avec le temps ; elle n'est pas en synchronicité avec celui-ci. L'âme est toujours plus lente que la marche du temps, parfois elle est même entièrement figée dans le passé.

Il peut être éprouvant de partir en vacances avec une telle personne. Au début du séjour, il faudra supporter les réminiscences de la maison, qui est beaucoup plus accueillante, où le lit est plus confortable, la nourriture meilleure, et où, de toute façon, tout est beaucoup mieux et moins cher. Durant la deuxième semaine, la personne **Honeysuckle** s'acclimate petit à petit à son nouvel environnement, la troisième semaine apporte la détente nécessaire, et quand au terme de celle-ci il faut retourner à son existence habituelle, on entendra dire encore longtemps que les vacances ont été beaucoup trop courtes.

Le même mécanisme de *nostalgie* est à l'œuvre chez les *enfants* durant les voyages scolaires ou en colonie de vacances. Il agit également lors des visites chez les grands-parents ou dans la famille, même quand l'enfant aime bien ces personnes. Ils ont laissé chez eux une grande partie de leurs pensées et sentiments et ne peuvent participer qu'à moitié à ce qui se fait ailleurs. Cet état est difficile à vivre, surtout pour les enfants, mais aussi pour certains adultes.

❀ Le champ d'action de **Honeysuckle** s'étend également aux rechutes des anciens *alcooliques* et *toxicomanes.*

Les souffrances des cures de désintoxication sont oubliées, les personnes ne se souviennent plus que de l'action apparemment bienfaisante de la drogue. En ne se remémorant que les facettes positives de cette époque, elles ouvrent la porte à toutes les rechutes.

❀ Le *chagrin d'amour* est également atténué par **Honeysuckle**, surtout lorsqu'on ne cesse de se rappeler les moments positifs de la relation et qu'on se consume dans la nostalgie du partenaire perdu.

Quand la personne se rend aveugle aux difficultés et désagréments qui avaient pesé sur la relation et qui ont finalement provoqué sa rupture, **Honeysuckle** permet de voir le positif et le négatif dans la même balance. L'essence florale guérit et libère des réalités et de ses intrications qu'on s'était créées soi-même et dont on ne parvenait plus à se dégager par ses propres forces.

❀ **Honeysuckle** peut être une aide remarquable quand le *développement physique ou mental d'un enfant est en retard*, et notamment quand il n'y a pas de raison apparente.

Quand les enfants *refusent de grandir*, quand ils apprennent à *parler tardivement*, quand ils tardent à *devenir propres*, *à faire leurs dents*, *à perdre leurs dents de lait*, quand la *mue de la voix ou les premières règles tardent*, on peut souvent en conclure que ces enfants ne sont pas prêts autant que les autres à grandir et à devenir adultes.

Tout comme les enfants et les adolescents éprouvent parfois des difficultés à laisser derrière eux l'enfance et à s'engager dans la voie de l'autonomie, certains adultes éprouvent des difficultés à laisser derrière eux la jeunesse et à se confronter au vieillissement et à l'impermanence de toute chose. Bien sûr, je ne parle pas des personnes qui paraissent de nature beaucoup plus jeunes qu'elles ne le sont.

❀ Il s'agit des personnes qui investissent beaucoup de moyens pour garder l'apparence de la jeunesse, ou qui indiquent une fausse année de naissance, même contre toute évidence.

❀ **Honeysuckle** peut aussi accompagner les mourants.

L'essence florale les aide à se libérer de leur vie passée sur cette terre, à délier les attaches qui les retiennent au monde et à résorber leur intrication dans la matière.

Honeysuckle – Résumé	
Comportement et psyché	**Zones corporelles sensibles**
Nostalgie, y compris chez les enfants Regret du passé Réminiscences exclusivement positives de certaines phases de la vie Manque de synchronicité avec le temps Chagrin d'amour Refuse de vieillir	Rechutes des anciens alcooliques et toxicomanes Retard dans le développement physique ou psychique de l'enfant, par exemple grandir, parler, dentition, perte des dents de lait, mue de la voix, premières règles Accompagnement des mourants
Indications préférentielles	
Sentiments nostalgiques	

Wild Rose *(Églantier)*

❀ Parmi les essences florales, **Wild Rose** représente la Belle au Bois dormant.

Les personnes de la typologie de **Wild Rose** vivent dans un *monde idyllique* qu'elles se sont *forgées elles-mêmes*. Elles se sont retirées dans leur monde parce qu'elles ont des difficultés à s'y retrouver dans le monde concret. Leur caractère ne les porte pas à se rebeller contre ce qui leur déplaît en ce monde, elles ne sont pas actives.

❀ Elles composent avec ce monde à la mesure des nécessités, et elles vivent pour le reste dans leur château imaginaire, façonné à leur idée.

Les fleurs de leur jardin, leurs animaux, leurs passe-temps favoris comme la musique ou la peinture sont devenus pour elles source de joie. Pour rien au monde, elles ne renonceraient à ces plaisirs, ce sont les récompenses qui leur font accepter sans plaintes les aléas de la vie.

La maison d'une personne **Wild Rose** est *harmonieuse*, elle est arrangée avec goût et amour, quel que soit l'état de fortune de la personne, et l'on sent parfaitement l'importance qu'a cette maison pour elle.

❀ Souvent, ces personnes ne possèdent *pas de télévision* puisqu'un tel objet signifierait une intrusion du monde qu'elles ont discrètement, mais sûrement, écarté de ce lieu de paix.

Tout ce qui fait partie de son propre monde, tout ce qui y vit et qui y a accès, est traité avec la même déférence et la même équanimité.

Une vieille dame de notre quartier vivait depuis longtemps dans un immeuble collectif, en compagnie de ses chats, de ses instruments de musique et de ses élèves musiciens qui créaient un va-et-vient permanent. Lorsque cet immeuble a été vendu, les nouveaux propriétaires étaient assez sensibles pour laisser la vieille dame dans son appartement auquel ils apportaient le moins de changements possibles.

❀ Une personne **Wild Rose** peut éprouver des peines inouïes à quitter un *lieu familier* qu'elle a investi de sa présence, de sa personnalité et qui est devenu une partie d'elle-même. *Quitter* un tel lieu pour s'établir ailleurs sur de toutes nouvelles bases peut devenir fatal à une telle personne.

La vieille dame accordait les mêmes droits à ses chats et à ses chiens qu'à elle-même ; elle avait de même intégré chez elle tous les enfants avec leurs caractéristiques plus ou moins harmonieuses.

Quand une de mes filles s'était endormie dans un fauteuil en attendant sa leçon de musique, un gros chat sur les genoux, elle n'a nullement été réveillée par la vieille dame, puisqu'il n'est pas convenable – selon elle – de déranger un enfant qui dort. Quand trois autres élèves avaient terminé leurs leçons et que ma fille se réveillait enfin, il lui fut offert une tasse de thé sans remontrance aucune, simplement parce qu'entre-temps, c'était l'heure du thé.

❀ **Wild Rose** a de petits *rituels journaliers* qui donnent à chacun de ses jours un petit air de fête.

Même si ces personnes vivent seules, elles dressent avec soin la table pour y prendre leurs repas. Il leur serait impossible d'avaler n'importe quoi à la va-vite ; il leur semblerait manquer de respect vis-à-vis de la nourriture, et celle-ci ne leur procurerait aucun plaisir.

❀ Même les *enfants en bas âge* peuvent montrer cette typologie **Wild Rose**.

Ces enfants se suffisent à eux-mêmes dans un *espace qui leur est propre*, même s'il ne s'agit que de l'espace qui environne immédiatement leur lit. Ils le réarrangent tous les jours de nouveau, avec soin et amour, et ils le défendent avec détermination contre tous les intrus, à l'exception de quelques privilégiés qui sont admis dans ce sanctuaire.

Il existe des personnes qui vivent dans un *désordre* étonnant.

❀ **Wild Rose** fait partie de celles-ci, et leur *désordre apparent* est en fait un désordre créatif. Ces personnes savent exactement sous quel coussin ou derrière quelle pile de livres se trouve le document qu'on recherche.

Un exemple particulièrement éloquent de ce désordre artistique est actuellement le « English Bookshop », une libraire à Munich. Contre toute attente, les commandes y sont traitées promptement, et les livres commandés sont extraits d'un geste sûr des profondeurs du chaos créatif qui y règne. Le désordre de la typologie **Wild Rose** vient d'une part du fait qu'elle accorde à tous ceux qui partagent son existence un espace d'existence personnelle, et d'autre part du fait qu'elle est si active et impliquée dans son petit univers qu'il ne lui reste guère de temps pour ranger et nettoyer, d'autant plus que la poussière a finalement, elle aussi, une sorte de droit à l'existence !

❀ Ces personnes n'aiment pas beaucoup les *changements*, car toute irruption du mouvement dans leur statu quo risquerait en même temps de déranger les petits plaisirs qu'elles y ont nichés.

Cette attitude devant la vie porte en elle quelque chose de statique, moins sombre cependant que celle de **Gorse**. Elle peut cependant évoluer vers un état **Gorse** quand quelque événement imprévu et imparable ravit à ces personnes la joie que leur procurent leurs petites habitudes jalousement préservées.

Wild Rose – Résumé
Comportement et psyché
Habitation à ambiance harmonieuse Vit souvent sans appareil de télévision A de petits rituels journaliers Est fortement affligé quand il doit quitter son environnement familier Désordre créatif N'aime pas les changements ; mode de vie statique
Indications préférentielles
Vit dans un monde idyllique de sa propre création, dans un espace personnel fermé au monde

Olive *(Olivier)*

❀ **Olive** est l'essence florale de l'épuisement total du corps, de l'âme et de l'esprit.

Dans l'état **Olive**, toutes les réserves d'énergie sont épuisées, que ce soit par la maladie, les soucis, le travail ou pour toute autre raison. En consultation, les personnes se déclarent *épuisées*, *fatiguées*, *vidées* de toute substance, elles pensent que plus rien ne leur apporte détente et reconstitution de leurs forces.

Il ne faut pas s'attendre à ce que de telles personnes retrouvent immédiatement leur ancien dynamisme en prenant **Olive**. Habituellement, elles passent les premiers jours à manger et dormir. Mais durant cette phase, le repos et la nourriture leur apportent la détente et la reconstitution des forces voulues.

Quand le corps et l'esprit sont dans un état d'épuisement total, on n'a plus la force pour se *détendre*. Presque tout le monde connaît la situation où l'on est si fatigué qu'on ne songe à rien d'autre qu'à se coucher, mais une fois au lit, il est impossible de s'endormir.

❀ C'est ici que se situe la problématique d'**Olive**. La fatigue a dépassé le stade du supportable, le corps et l'esprit sont trop épuisés pour se mettre au rythme du sommeil.

Les *enfants* même présentent souvent cet état. Ils sont si fatigués qu'ils ne font que pleurer alors que le sommeil les fuit.

Pour l'excès de fatigue, aussi bien des adultes que des enfants, on conseillera **Olive** selon la méthode du verre d'eau.

❀ Si l'état d'épuisement **Olive** ne s'est pas résorbé au terme de quelques jours, ou au maximum d'une semaine, il est indispensable de faire rechercher en milieu médical un état de *carences*, de *dysfonctionnements*, d'*anémie* ou d'autres *maladies consomptives*.

Olive peut être utilisée à titre *préventif* quand on s'attend à des situations éprouvantes et épuisantes. Les accouchements, les interventions chirurgicales, les obligations professionnelles harassantes sont des exemples dont on connaît d'avance la dépense énergétique qu'ils impliquent. **Olive** permet dans ce type de situations de créer des réserves d'énergie et de mener à bien l'entreprise sans s'y épuiser.

❀ Les personnes qui ont une constitution plutôt faible pourront prendre **Olive** *d'office* dès qu'elles tombent *malades*, puisqu'elles ont en général peu de forces en réserve.

❀ Cette méthode a également fait ses preuves chez les enfants fragiles ; avec **Olive** on peut tenter de *stimuler l'appétit* des enfants délicats, diaphanes, qui sont de mauvais mangeurs.

Olive – Résumé	
Comportement et psyché	**Zones corporelles sensibles**
Épuisement Fatigué, se sent vidé N'a plus la force pour se détendre Excès de fatigue, y compris chez les enfants, en prévision d'un surcroît d'obligations professionnelles	Préventivement avant les accouchements, les opérations Pour stimuler l'appétit des enfants
Indications préférentielles	
Épuisement total du corps, de l'âme et de l'esprit	

White Chestnut *(Marronnier d'Inde à fleurs blanches)*

❀ **White Chestnut** est le remède des situations sans issue.

Michael Ende raconte l'histoire d'un homme qui se trouvait subitement dans une pièce aux nombreuses portes. Il ne savait pas par quelle porte il était entré, et il savait encore moins par quelle porte il pourrait ressortir. Ainsi il tournait en rond dans la pièce pour trouver une issue. Tout à coup, il s'aperçut que dès qu'il avait terminé une ronde, une des portes disparut. Le nombre des portes diminuait donc inexorablement, les chances de sortir diminuaient tout autant, tandis que le risque de rester emprisonné dans cette pièce sans issue augmentait de plus en plus. Son accablement et son désarroi croissaient proportionnellement à sa difficulté de choisir une porte de sortie.

Les situations types de **White Chestnut** ressemblent à celle-ci. On se voit toujours confronté au *même problème* qu'on ne peut pas modifier, et pour lequel on ne trouve pas de solution, ni d'issue.

❀ Une personne peut non seulement être confrontée à l'aspect négatif de **White Chestnut** à travers les *situations difficiles* de sa vie, une *vie de routine totale*, sans problème aucun, où tout est réglé d'avance, où rien ne change ni ne changera durant les décennies à venir, mais peut également créer cette sensation d'une existence monotone sans issue.

Cette thématique envahit également les pensées, de sorte que la personne ne parvient plus à les diriger sur d'autres sujets d'intérêt, à se distraire, ou tout au moins à s'endormir tranquillement. Ces situations et ces phases de vie sont *épuisantes*, *déprimantes*, *angoissantes* et *oppressantes. Les symptômes corporels des patients y ressemblent :*

- Ils sont *fatigués*, se plaignent d'*angoisses*, *de manque de sommeil*, *d'agitation nerveuse*, *de manque de concentration*, *de maux de tête*, *de vertiges et d'oppressions.*

Bien que **White Chestnut** ne puisse pas changer la situation elle-même, cette essence florale peut donner à la personne la force et le calme nécessaires pour trouver sa propre voie de libération de l'enserrement où elle s'est prise. Elle peut lui donner le courage de prendre la première issue qui se présente au lieu d'espérer que la «bonne» issue vienne plus tard.

Si l'on entend le récit de la vie de telles personnes, on ne peut qu'être effrayé par la durée qui les a fait persister dans certaines situations, tout simplement parce qu'elles *n'osaient pas* s'en *échapper.* Leur situation ressemble à une cage, mais dont la porte serait ouverte, cependant qu'elles n'ont pas le courage de voir cette réalité en face.

- Parfois, les personnes ont *créé leur propre cage*, et elles se trouvent donc prises à leurs propres duperies.

Ces cages, dissimulées sous les noms de mariage, poste de travail, sécurité financière, obligations sociales et professionnelles, maladies, peurs, etc., sont soigneusement entretenues, réparées et ajustées par les intéressés eux-mêmes.

White Chestnut – Résumé	
Comportement et psyché	**Zones corporelles sensibles**
Se retrouve toujours confronté aux mêmes situations Situations de vie difficiles Vie de routine, sans problème, monotone Circonstances épuisantes, déprimantes, angoissantes ou oppressantes de la vie	Fatigue Insomnie Agitation nerveuse Manque de concentration Maux de tête Vertiges
Indications préférentielles	
Situations sans issue	

Mustard *(Moutarde des champs)*

❀ **Mustard** est le remède de la mélancolie.

Cette essence florale s'adresse aux personnes qui souffrent d'accès répétitifs de tristesse ou de dépression qui s'abattent sur elles sans signes avant-coureurs, tel un gros nuage noir qui semble les écraser.

Il n'existe **pas de cause rationnelle** à ce type de *dépressions*.

Les personnes qui en souffrent peuvent se réveiller le matin, la gaieté au cœur, et sombrer subitement sous l'effet de cette mélancolie, de cette sensation d'isolement. C'est surtout ce sentiment d'*isolement* qui semble le plus difficile à supporter. Tous les autres vont bien, ils communiquent, ils plaisantent, mais la personne **Mustard** se sent hors d'atteinte, exclue de la communauté de ses semblables, comme si elle se trouvait sous une immense *cloche en verre*. Et sous *cette cloche de verre* qui l'isole du reste du monde, elle souffre en même temps du froid.

❀ Les patients de ce type ont extrêmement froid.

La description du *froid* est très variable. Certains décrivent l'absence de chaleur humaine de leur entourage comme source de leur sensation de froid ; d'autres rapportent que ce froid provient de l'intérieur d'eux-mêmes et qui rend aux autres leur approche impossible.

❀ J'ai souvent eu en consultation des patients, et même de très jeunes patients, qui souffraient de cette *dépression endogène*, et qui tous suivaient un traitement lourd de médicaments psychotropes.

Dans ces cas, je n'ai pas hésité à réduire **progressivement les doses** de ces médicaments. À mon sens, on pourrait les arrêter totalement s'il ne fallait pas compter avec la peur des patients.

> Voici mon procédé pour réduire progressivement les psychotropes :
>
> Au terme d'une semaine de **Mustard** et éventuellement d'un remède constitutionnel, je réduis les médicaments de moitié. Au terme de la deuxième semaine, je les réduis au quart. Cependant, j'autorise toujours les patients à reprendre l'autre quart ou moitié quand ils ont l'impression que la dose réduite ne leur suffit pas.

Comparaison florale

Il ne faut pas perdre de vue qu'une *dépression endogène* qui réapparaît sans cesse peut évoluer vers une *dépression réactionnelle* du fait que la personne est confrontée toujours de nouveau aux mêmes situations : sombrer dans un gouffre noir ou ne pas trouver d'aide en dehors des psychotropes. Dans ce cas, le *découragement*, le *manque de perspective*, la *résignation* peuvent se greffer sur la dépression, de sorte qu'il faudra parfois envisager également **Gentian** ou **Gorse**, suivant l'ancienneté de l'état du patient.

Mustard – Résumé	
Comportement et psyché	**Zones corporelles sensibles**
Dépression sans raison apparente Sensation d'isolement Sensation de se trouver comme sous une cloche en verre Dépression endogène	Sensation de froid
Indications préférentielles	
Tristesse, mélancolie, dépressions	

Chestnut Bud *(Marronnier d'Inde à fleurs blanches, bourgeons)*

❀ **Chestnut Bud** est le remède des situations bloquées.

Au temps où les cartes téléphoniques n'existaient pas, il arrivait qu'on tombe sur une cabine dont l'appareil acceptait les pièces de monnaie, mais pas entièrement. Les pièces glissaient quelque peu dans l'appareil et restaient bloquées. Leur course n'était pas assez longue pour permettre un appel téléphonique, mais il était tout aussi impossible de se les faire restituer. Rien ne fonctionnait, et il fallait de nouveau se mettre en quête d'une cabine téléphonique…

Ce même principe est à l'œuvre chez les personnes de tendance **Chestnut Bud**.

❀ Leurs expériences tombent sur un sol stérile. Les personnes ne peuvent en tirer un enseignement, et par conséquent elles ne peuvent pas non plus s'en servir pour progresser.

Vues de l'extérieur, il semble que ces personnes restent figées dans leurs erreurs avec un entêtement sans pareil, qu'elles refusent d'apprendre quoi que ce soit, et qu'elles n'intègrent en rien la leçon.

Ces personnes répètent toujours les *mêmes erreurs*, reculent toujours devant les mêmes obstacles, ont toujours le même type de partenaires avec qui elles courent à l'échec, ont toujours les mêmes maladies, et piétinent ainsi sur place.

Comparaison florale

Ce refus, ou cette impossibilité, à apprendre est suivi par la situation sans issue de **White Chestnut**, tout comme la fleur suit le bourgeon.

Certaines de mes patientes tombent régulièrement amoureuses d'un même type d'homme bien que l'expérience montre qu'elles n'ont aucune affinité avec eux. Apparemment, elles n'ont aucun flair pour s'ape[illegible] qu'elles suivent toujours le même schéma comportemental. Pour [illegible] le partenaire suivant soit blond au lieu de brun, elles pensent que la situation a changé.

- Dans de tels cas, **Chestnut Bud** (éventuellement associée à **Sweet Chestnut**) est utile, puisque cette essence florale aide à y regarder de plus près avant de s'engager davantage.

Les personnes parviennent alors à reconnaître chez elles, et éventuellement aussi chez leurs partenaires, les constantes de leur comportement qui leur font toujours effectuer les mêmes choix.

Petit à petit, elles gagnent en *prudence* avant de prendre une *décision*, ou avant de créer une nouvelle situation, parce qu'elles auront assimilé un fait : qu'elles revivent en permanence ce qu'elles veulent éviter jusqu'à ce que la leçon soit intégrée.

- Il peut en résulter une *attitude d'évitement* qui leur fait *contourner les situations problématiques* au lieu de les affronter.

Tout leur comportement suit, dans ce cas, une stratégie de fuite. Les *enfants* ne veulent plus *retourner à l'école*, parce qu'ils pensent qu'ils referont les mêmes erreurs ; on renonce à lancer une nouvelle action parce que tout sera fait de nouveau de travers, et on préfère rester seul parce qu'on pense que le prochain échec amoureux est déjà programmé.

- Sur le plan physique, ces personnes ont une tendance aux *maladies chroniques récidivantes.*

Une maladie chronique récidivante est une maladie qui revient quand elle est à peine guérie ou qui est toujours présente à l'état latent en se manifestant plus ou moins, suivant le moment. Ce sont surtout ces patients qui frappent aux portes des naturopathes ou des thérapeutes holistiques, puisque les méthodes usuelles, qui considèrent une maladie sous le seul angle matériel – approche déjà déniée par Edward Bach –, n'avaient pas recherché la composante psychoémotionnelle sous-jacente.

Le devoir du thérapeute holistique ou du naturopathe est de saisir et de traiter le malade dans sa globalité.

J'ai mentionné déjà que la *maladie était le dernier ressort de notre âme* pour nous signaler une erreur manifeste. Dans les maladies chroniques récidivantes, ce signal n'est pas perçu comme tel, il n'affleure pas au niveau de la conscience, ce qui oblige la maladie à se manifester toujours de nouveau.

❀ **Chestnut Bud** aide remarquablement à rendre conscient l'*arrière-plan psychoémotionnel* d'une maladie ; la maladie et les émotions qui s'y rattachent sont vécues en pleine conscience.

Habituellement, **Chestnut Bud**, associée à **White Chestnut**, redéclenche un nouvel accès de la maladie, c'est-à-dire que ces deux essences florales ramènent la maladie dans le présent. En continuant le traitement par **Chestnut Bud** seule, celle-ci devient plus intense et plus douloureuse.

Il faut ici tout le doigté du thérapeute pour rendre le processus de guérison supportable et positif pour le patient sans que celui-ci se décourage et ait recours aux antibiotiques ou à la cortisone, par exemple.

Cependant, j'ai fait l'expérience que la même maladie ne revenait plus guère, et que si elle se présentait tout de même de nouveau, on pouvait la juguler assez rapidement.

❀ Pour stabiliser la guérison, il est indispensable de poursuivre le traitement avec un *remède constitutionnel.*

❀ Une *mauvaise assimilation de la nourriture* peut également être un symptôme de **Chestnut Bud**.

Ces personnes mangent beaucoup, mais grossissent peu, et retrouvent souvent leurs aliments presque inaltérés dans leurs selles. Bien que ce phénomène se présente un jour ou l'autre chez tout le monde, il n'a pas la fréquence et la constance qu'il a dans la typologie de **Chestnut Bud**.

Chestnut Bud – Résumé	
Comportement et psyché	**Zones corporelles sensibles**
Refait toujours les mêmes erreurs Évite les situations désagréables Ne recommence rien de nouveau, tout le précédent ayant échoué	Maladies chroniques récidivantes Mauvaise assimilation de la nourriture
Indications préférentielles	
Pour tirer l'enseignement des redoublements d'erreurs	

La sensation de solitude

Water Violet *(Violette)*

❀ **Water Violet** est l'essence florale de la retenue.

Cette plante, qui fait partie des 38 quintessences de Bach, est menacée de disparition. Son nom anglais (de même que son nom allemand) fait clairement état de son habitat naturel : l'eau (*Water*, *Wasser*). **Water Violet** puise son équilibre dans les eaux toujours calmes, sereines, de certains plans d'eau.

❀ Si nous appliquons cette image aux êtres humains, **Water Violet** est celui qui supporte le moins les *changements émotionnels brusques*.

La violette vit dans les bras morts du Vieux-Rhin et du Danube, de même que dans les douves des anciens châteaux et forteresses. En 1994, j'ai pu mesurer la sensibilité de **Water Violet**, et aussi le ressentiment dont cette plante peut faire preuve quand Andréas Korte rencontrait des difficultés inouïes pour la localiser. Même les différents instituts de botanique rechignaient à en communiquer les stations naturelles, afin de maintenir son statut de plante protégée. C'est précisément cette même année que les aires naturelles de la plante ont été éprouvées par de grandes inondations. L'illustration des changements émotionnels brusques était éloquente : la violette se sentait offensée et révoltée au point qu'elle ne reparaissait plus aux anciens endroits ; ou, quand elle produisait encore quelques spécimens, ceux-ci refusaient de fleurir cette année-là.

La plante est infiniment délicate, elle s'enracine au fond de l'eau, sa hampe florale est érigée, toute droite, et produit de petites fleurs roses, quelque peu semblables à la cardamine des prés.

❀ Les racines qui plongent dans l'eau, dans l'élément humide, indiquent des personnes d'une *grande sensibilité* qui cachent leur émotivité derrière une grande *retenue.*

Toute la plante, y compris son habitat, renseigne sur les personnes qui relèvent de **Water Violet**. À commencer par son environnement habituel, les vieux cours d'eau. Tout comme la plante vit dans les vieux marécages, les personnes **Water Violet** vivent souvent dans les mares de vieilles émotions, larmes et tristesses, qu'elles laissent aussi peu paraître que la plante.

❀ Ces personnes sont elles-mêmes bien *conscientes* de leurs problèmes et de leurs chagrins, mais elles refusent de laisser les *autres participer* à leurs émotions intimes.

Leur propre sensibilité leur permet de faire preuve de *délicatesse* envers les autres ; elles trouvent accès aux émotions des autres, ont une bonne écoute, savent consoler et ont une immense *compréhension* pour les faiblesses des autres.

❀ Par contre, elles ne songeraient jamais à se communiquer aux autres de la même manière.

Il y a une raison bien compréhensible à cela. Quand une telle personne commence à ouvrir les vannes de ses confidences, on y aperçoit des émotions et des chagrins d'une profondeur insondable. À partir de cet instant, les personnes perdent la *contenance* manifestée si longtemps envers l'extérieur. Leur façon de se maîtriser, d'observer un certain maintien, engendre souvent des symptômes au niveau des articulations, de la nuque et du dos.

Elles viennent consulter pour des *jambes* et des *genoux enflés*, des *poches sous les yeux*, des *amygdalites*, et de fréquentes *angines*.

Les personnes **Water Violet** sont des *solitaires* qui règlent beaucoup de problèmes avec eux-mêmes. Mais parfois, elles parviennent à un point où elles ne supportent plus leurs propres émotions, et elles refoulent leurs douleurs et chagrins. Cependant, malgré tous leurs efforts, leurs *larmes* retenues continuent d'exister, et réclament leur voie de sortie.

- Ces larmes peuvent se manifester sous forme active quand elles sont les moins souhaitées chez l'intéressé, par exemple en présence d'autrui. Elles se manifestent également sous forme active quand elles déclenchent une pathologie comme par exemple le cancer.

- Chez ces patients, **Water Violet** aide à libérer les émotions retenues. Ils pourront s'ouvrir de plus en plus aux autres et exprimer leurs sentiments ; **Water Violet** induit un processus de fluidification et de lâcher-prise.

Ce processus se manifeste souvent sous forme de crises de larmes, mais ces larmes sont maintenant vécues comme une libération.

Les enfants aussi peuvent présenter des traits **Water Violet**. Certaines mères font état d'enfants qui ne posent guère problème. Quand ceux-ci ont un chagrin, ils se retirent pour pleurer secrètement. Tout comme les adultes, ils préfèrent qu'on les laisse tranquilles quand ils ne se sentent pas bien, maussades ou quand ils sont malades.

- Les enfants **Water Violet**, tout comme les adultes, préfèrent aller aux toilettes seuls ; ils préfèrent également verrouiller la porte derrière eux.

Ces personnes éprouvent une gêne intolérable dans les *toilettes publiques* où les cabines ne sont souvent séparées que par quelques panneaux qui n'offrent guère l'isolement voulu. Quand une telle personne doit absolument se résoudre à cette démarche, elle s'inquiétera surtout d'être seule sur place, tout en occupant la cabine la plus éloignée pour être incommodée le moins possible par l'arrivée inopinée d'un tiers.

❀ *L'énurésie nocturne* peut faire partie des symptômes de **Water Violet**, surtout quand les enfants ou les adolescents refoulent massivement leurs sentiments ou qu'ils en sont gênés parce que ceux-ci mettraient à jour des conflits avec des tierces personnes.

Une de mes collègues m'a rapporté le cas d'une patiente, une jeune fille de quinze ans, qui était énurétique. Cependant, l'énurésie n'était pas le motif de sa consultation. La jeune fille voulait seulement la prescription pour une culotte spéciale, équipée d'un système de détection des fuites d'urine et qui émettait un signal sonore lors de la moindre présence d'humidité. Ce n'est qu'après un long moment de discussion, lorsqu'un climat de confiance s'était instauré entre la jeune fille et la thérapeute, que la patiente s'ouvrait sur la raison véritable de sa demande : certaines nuits, son père s'approchait de son lit, manifestement animé d'intentions peu recommandables, et de pure panique la jeune fille était incapable de maîtriser sa vessie.

Ce cas illustre deux facettes typiques de **Water Violet** :

❀ En premier, il faut à ces personnes un certain laps de temps avant qu'elles aient *confiance* dans leur vis-à-vis et qu'elles acceptent de se confier. En second, elles préfèrent *régler leurs problèmes seules*, sans discréditer un tiers et l'entraîner dans leurs confessions.

Ainsi cette jeune fille espérait que le signal sonore réveillerait la famille tout entière et découragerait ainsi les menées de son père.

Water Violet – Résumé	
Comportement et psyché	**Zones corporelles sensibles**
Sensible, rancunier Ne supporte pas les changements émotionnels brusques Émotif, retenu Refuse de laisser les autres participer à ses émotions Délicatesse, compréhension pour les autres Solitaire, préfère régler ses problèmes seul Enfants « sans problème » Hantise des toilettes publiques A besoin de temps pour faire confiance à un tiers	Jambes et genoux enflés Gonflements des paupières (poches sous les yeux) Amygdalites Angines Énurésie nocturne
Indications préférentielles	
Émotions et tristesse celées derrière une attitude de retenue	

Impatiens *(Impatiente)*

❀ **Impatiens** caractérise les personnes volontaires qui vivent en surrégime permanent.

L'impatiente est une plante volontaire. Elle croît selon un rythme particulier, quand les conditions météorologiques, le soleil et l'humidité sont au stade optimum qui lui convient. Durant les belles journées, elle grandit rapidement; ensuite elle attend une période de pluie, et de nouveau le soleil. Ainsi, elle progresse par poussées successives, en devenant de plus en plus vigoureuse et en atteignant une hauteur de 1,80 mètre environ. Sa tige est d'un rouge soutenu, ses feuilles sont vert pâle et font transparaître à leur face inférieure les nervures rougeâtres; ses fleurs délicatement saumonées, rose pâle ou mauves ont un aspect presque ludique. J'aime voir dans cette plante la grande cousine campagnarde des petites gueules-de-loup.

Ce qui étonne chez cette plante, c'est qu'il lui faut autant de soleil que d'eau. L'équilibre entre ces deux éléments – énergie et émotion – est d'une importance capitale pour la plante, tout comme pour les humains dont elle représente l'archétype. Au terme de quelques jours de sécheresse, la plante se fane, mais elle se redresse de toute sa vigueur à la première averse.

À l'image de cette plante qui dépend de l'équilibre hydrique environnant, la vie émotionnelle des personnes **Impatiens** doit être riche et équilibrée. Les *émotions à fleur de peau* distinguent les êtres **Impatiens**.

En écoutant leur ressenti, ces personnes vivent, aiment et travaillent en faisant preuve d'une vitalité incroyable.

❀ Les personnes du type **Impatiens** sont têtues ; elles s'en tiennent à leurs propres capacités, tout en étant expéditives et impatientes.

Il leur importe de vivre selon leur *propre allure*, leur propre rythme, et de travailler sans être retardées par la « lenteur » et l'« incapacité » des autres. Une de leurs phrases est caractéristique : « Laisse cela, avant de te l'avoir expliqué, je l'ai déjà fait cinq fois moi-même ! » Pour **Impatiens**, le travail en équipe est potentiellement source de conflit.

❀ Abattant elles-mêmes un grand volume de travail en un minimum de temps, elles en *attendent autant* de leurs collègues et employés.

Comme il leur arrive rarement d'avoir une équipe complète d'**Impatiens**, les chefs de cette typologie font rapidement « cravacher » les autres en fonction de leur propre rythme et de leur propre investissement dans le travail.

L'impatiente est une fleur impossible à ignorer, et tel est également le cas d'un être **Impatiens**. Celui-ci marque de son caractère profondément son entourage qui très souvent est déjà *hors d'haleine* en ne faisant qu'assister à son incroyable dynamisme.

Un tel surrégime permanent dans la vie et le travail présuppose une *grande force* ainsi qu'une grande *tension naturelle*. En cas de conflit, cette tension augmente, soit que la personne déploie encore plus de force pour *faire avancer* les autres, soit qu'elle s'impose une énorme *autodiscipline* pour ne pas irriter les autres ou pour ne pas exploser elle-même.

Cette tension psychologique peut se traduire par des tensions corporelles :

- ❀ L'hypertonie permanente engendre des *tensions* et des *durcissements* au niveau *des muscles ;* elle peut également provoquer des troubles vasomoteurs. La maîtrise de soi pour éviter une explosion d'impatience peut se somatiser par des *irritations cutanées.*

La peau se manifeste surtout par des *démangeaisons de l'épiderme*, et plus encore, du *nez*.

- ❀ On aperçoit au plus tard l'impatience de son interlocuteur quand celui-ci commence à se gratter la peau ou à se frotter le nez.

La pression due à leur maîtrise intérieure rend ces personnes à la fois vulnérables et emportées. En même temps que ses fleurs, la plante porte un grand nombre de fruits sous forme de gousses qui éclatent dès qu'on les touche. Leur ouverture au moindre contact est si violente qu'on a l'impression de recevoir une décharge électrique.

- ❀ Les explosions de colère d'une personne **Impatiens** sont analogues aux explosions des gousses d'impatiente : brèves, violentes, totales, mais ensuite complètement réglées.

Comparaison florale

Les explosions de colère d'**Impatiens** ne portent pas le caractère destructeur de **Cherry Plum**, ni le caractère rancunier de **Water Violet**.

La typologie de base d'**Impatiens**, qu'il s'agisse de l'homme ou de la plante, est de n'en faire qu'à sa tête, d'avoir toujours une longueur d'avance, d'être plus dynamique, plus vivace, plus radicale que les autres, et surtout de s'emporter extrêmement vite. Les *maladies* de telles personnes suivent habituellement le même schéma. Quand d'autres couvent pendant une semaine la grippe et qu'ils restent alités encore pendant une semaine dès que la grippe s'est déclarée, la personne **Impatiens** parcourt le même processus en trois à quatre jours. Les premières manifestations de la maladie et son déroulement sont presque simultanés ; ils peuvent s'accompagner d'une fièvre très élevée. Mais au terme de ces quelques jours, la maladie a été vaincue, tout est rentré dans l'ordre, et **Impatiens** retourne à ses affaires habituelles. Les réactions cutanées d'ordre allergique peuvent se manifester avec la même violence. Si une réaction allergique s'amorce lentement chez les autres, chez **Impatiens** elle se présente d'emblée sous une forme aiguë et inflammatoire.

> Les maladies dont le cours est inhabituellement rapide et violent répondent bien à l'essence florale d'**Impatiens**.

Les personnes **Impatiens** font tout à fond, et l'assimilation de leur nourriture n'y fait pas exception.

❀ Tout comme leur vitalité fonctionne en surrégime, leur métabolisme fonctionne sur le mode de l'hyperassimilation.

Ces personnes doivent manger beaucoup, et à intervalles rapprochés, pour ne pas être tenaillées par la faim ou pour ne pas maigrir.

Comparaison florale

Chestnut Bud peut être trop maigre parce qu'elle n'assimile pas assez sa nourriture.

❀ **Impatiens** peut être trop maigre parce qu'elle brûle trop vite ses aliments.

Impatiens – Résumé	
Comportement et psyché	**Zones corporelles sensibles**
Volontaire, se fixe ses propres limites Vif, impatient Vit à son allure personnelle Exige des autres les mêmes performances que de lui-même Tension Disputes brèves et violentes Accroissement de la tension naturelle en cas de conflit Vitalité accrue, assimilation de la nourriture accrue Susceptible, irascible	Tensions et durcissements musculaires Troubles vasomoteurs Irritations cutanées Démangeaisons de l'épiderme Démangeaisons du nez
Indications préférentielles	
Surrégime permanent qui essouffle l'entourage par le simple fait d'y assister.	

Heather *(Callune, fausse bruyère)*

❀ **Heather** est souvent comparée à « l'enfant dépendant ». Pour ma part, je préfère comparer cette essence florale au « tonneau des Danaïdes ».

Heather, qu'il s'agisse d'un homme ou d'une femme, d'un adulte ou d'un enfant, a les besoins émotionnels immenses du nouveau-né.

Ils ont un besoin absolu d'attention et de tendresse, et ils réclament leur dû sans ambages. À cet effet, ils ne recourent à aucun stratagème, comme par exemple inculquer une mauvaise conscience aux autres.

❀ Toute l'attention de ces personnes est centrée sur *elles-mêmes ;* leur propre personne est le *point de mire* général. Elles font tout pour capter l'attention, qu'elle soit bienveillante, agacée ou courroucée, l'important pour elles c'est d'être au centre de l'intérêt.

Il peut être très difficile de prendre sa *distance* avec fermeté et politesse par rapport à de telles personnes. Même un thérapeute peut se trouver devant la nécessité de leur imposer ses limites, de les leur faire respecter, et parfois même de les défendre. Combien plus les relations du quotidien, la famille, les amis, éprouvent-ils des difficultés à échapper à l'emprise d'une personne **Heather**.

❀ Tout, dans cette personne, réclame l'amour et la tendresse. Cependant, si on lui en offre une parcelle, elle s'empare du territoire entier.

Les besoins de cette personne sont parfaitement visibles, mais on aperçoit en même temps le gouffre où l'on tomberait si l'on faisait un geste pour atténuer ces besoins. C'est pourquoi l'entourage de **Heather** préfère souvent l'abandonner dans ses besoins, pour des raisons compréhensibles, mais cet abandon pousse **Heather** encore plus loin dans son isolement, et par conséquent dans ses besoins d'attention. Dietmar Krämer l'a très bien formulé: « **Heather** cherche chez les autres ce qu'il ne peut trouver que dans les profondeurs de sa propre âme: la confiance qui parvient à vaincre la peur. »

❀ C'est effectivement la *confiance* que la personne **Heather** n'a jamais pu développer.

Les raisons peuvent en être multiples. L'enfance a pu être marquée par des privations et des traumatismes, ou la personne a pu subir des événements dans la vie qui l'ont ébranlée fondamentalement dans sa confiance d'origine. La personne a également pu venir au monde avec un besoin si insatiable d'amour que l'attention la plus tendre de l'entourage n'a pu suffire pour combler ces besoins. J'ai constaté cette dernière attitude chez bon nombre d'enfants dont je connaissais les parents déjà avant leur naissance. J'étais sûre que les parents apporteraient tout leur amour et tous leurs soins à leurs enfants, mais ceux-ci restaient littéralement en état de carence.

❀ Ces *enfants* s'attendent à recevoir sur-le-champ ce dont ils pensent avoir besoin à ce moment précis.

Qu'il s'agisse de nourriture, d'une histoire à lire, ou de toute autre chose, et que les circonstances s'y prêtent ou non.

Les *enfants* peuvent aussi se trouver dans un état **Heather** momentané, en réaction à une situation donnée, par exemple en passant du jardin d'enfants à l'école ; quand de petits frères et sœurs viennent au monde, quand les parents divorcent. Dans ce cas, la confiance des enfants peut être fondamentalement brisée. Elle peut habituellement se reconstituer, mais il faudra y apporter un soutien.

En dehors de la tendresse et de l'affection dont l'enfant a réellement besoin en de telles situations, l'essence florale de Heather fournit le soutien grâce auquel l'enfant retrouvera sa confiance perdue sans pousser ses parents jusqu'à la limite du supportable.

J'ai suivi pendant de nombreuses années un petit garçon dont la mère avait engagé une procédure d'adoption dès que sa grossesse avait été diagnostiquée. Pour elle, cet enfant ne représentait qu'un amas de cellules qui se multipliaient dans son corps. Elle ignorait donc complètement cet enfant qui grandissait en son sein, et elle soulignait encore ce fait en continuant à fumer et à boire. Les neuf mois de grossesse devaient ressembler pour l'enfant à un long séjour carcéral, et quand il est né, porteur d'une charge aussi lourde, il réclamait une attention et une tendresse infinies. Ses parents adoptifs et sa grande sœur lui prodiguaient tous les soins possibles, mais il lui fallait rattraper un tel retard affectif qu'il est tombé malade de la coqueluche à l'âge de sept semaines. Pendant presque six mois, le petit malade mobilisait le dévouement le plus extrême de sa mère adoptive pour survivre. La coqueluche est toujours très grave chez les nourrissons, mais je n'ai plus jamais rencontré un cas aussi lourd. Cette *indigence*, cet état de *détresse* quand l'enfant ne pouvait obtenir quelque chose qu'il désirait l'ont accompagné encore longtemps, et il en portera toujours les stigmates durant le reste de sa vie. Ici, **Heather** peut l'aider à grandir et à devenir autonome ; l'essence florale ne pourra pas effacer le passé, mais elle peut aider à le vivre mieux.

❀ En surnommant **Heather** le « tonneau des Danaïdes », je me base sur mon expérience qui montre une *action très lente* de cette essence florale.

Même en ayant derrière soi de longues années de pratique des essences florales, on peut avoir un doute sur le choix du remède quand celui-ci met un temps inhabituellement long à manifester son action. En s'imaginant vouloir remplir un tonneau sans fond, on peut verser à l'infini, sans qu'il se remplisse. Il faudra donc avant tout donner une base à ce tonneau avant de commencer à le remplir.

L'association avec **Rock Rose** permet ici à **Heather** d'agir plus vite et plus intensivement, et souvent même de rendre une thérapie quelle qu'elle soit possible.

La relation de ces personnes à la maladie exige de l'entourage une disponibilité et des soins sans égaux.

❀ Les patients **Heather** viennent souvent en *consultation* avec une quantité impressionnante de *fiches* où ils ont noté toute la multiplicité de leurs symptômes pour être sûrs de ne rien oublier.

Certains patients m'ont envoyé d'avance, afin de me « faciliter » le travail, toute la liste de leurs symptômes et leur biographie qui allaient de quatre à soixante pages d'écriture serrée.

Parfois, je demande à mes patients quelques photos particulièrement significatives de leur vie. Les photos donnent un bon aperçu sur les changements importants, positifs ou négatifs, qui ont eu lieu dans une existence. Habituellement, on me présente un album de photos ou quelques photos isolées. Mais pour **Heather**, c'est différent :

❀ Les personnes **Heather** sont *narcissiques*, elles aiment les *miroirs* et les *photos*, et elles s'en entourent partout.

Elles possèdent de vastes collections de photos ; un de mes patients détenait à lui seul trois ou quatre grands cartons à chaussures remplis à ras bord de photos de sa seule personne.

Elles attendent aussi de leur *thérapeute* une *efficacité immédiate*, bien qu'ayant déjà consulté depuis longtemps et pour les mêmes maux d'autres thérapeutes qu'elles fréquentaient simultanément. Une des raisons est cette absolue dépendance d'une attention exclusive, mais l'autre vient du fait que les maladies des personnes **Heather** sont souvent si graves qu'il faut effectivement associer plusieurs thérapies pour leur procurer une certaine qualité de vie. Le malade **Heather** est un *hypocondriaque*, c'est le *Malade imaginaire* de Molière, et l'étendue de ses maladies va de l'affection bénigne, qu'il suspecte cependant d'être gravissime, jusqu'aux maladies réellement invalidantes, comme l'asthme ou la sclérose en plaques.

❀ **Heather** donne des résultats particulièrement encourageants chez les patients qui souffrent d'*asthme* ou de *sclérose en plaques*.

L'histoire de la vie de ces personnes révèle en général bien leur constitution **Heather** sur laquelle s'est développé le conflit psychoémotionnel qui se manifeste finalement dans la forme de ces maladies. D'autre part, ces maladies, et tout particulièrement la sclérose en plaques avec sa dépendance croissante, reflètent bien la typologie associée à **Heather**.

❀ Les personnes **Heather** restent souvent *sans enfants*.

Il peut s'agir d'une décision volontaire, aussi bien de l'homme que de la femme, de ne pas avoir d'enfants, puisqu'un tel acte leur paraît déraisonnable. Mais il peut s'agir aussi de la réaction de leur propre organisme ; dans leur extrême besoin personnel d'attention et de tendresse, leur corps peut refuser pour différentes raisons d'engendrer ou de concevoir.

Heather – Résumé	
Comportement et psyché	**Zones corporelles sensibles**
Besoin de tendresse exclusive Besoin absolu d'attention Veut être le point de mire Manque de confiance Les enfants veulent tout immédiatement Malades, réclament l'attention exclusive de l'entourage Narcissique, aime les miroirs et les photos de lui-même Hypocondriaque	Asthme Sclérose en plaques Reste sans enfants
Indications préférentielles	
L'enfant dépendant; besoin d'attention démesurée; pour développer la confiance	

L'influençabilité par les facteurs extérieurs

Agrimony *(Aigremoine)*

❀ **Agrimony** est l'essence florale des apparences et de la superficialité.

Il existe trois raisons qui peuvent être à l'origine d'une typologie **Agrimony**.

Certaines personnes n'ont jamais appris à s'interroger sur l'arrière-plan de leurs actes, ni à chercher la signification derrière un phénomène. Dès leur enfance, elles ont été détournées de leurs chagrins, soucis ou difficultés par des sucreries ou la télévision; elles n'ont pas appris à voir leurs problèmes de face, et n'ont pas trouvé le réconfort nécessaire à leurs peines.

❀ Ce type d'**Agrimony** recherche la *distraction* au lieu de tenter l'*affrontement.*

D'autres, au *tempérament sanguin*, *bon vivant*, ne s'intéressent pas aux profondeurs de l'être humain ou aux arrière-plans des faits, quand bien même il s'agirait de leur propre personne. Elles sont heureuses de vivre et d'être sans souci. La psychologie désigne cet état d'esprit comme une « incapacité d'introspection ».

- Ces personnes manquent de *sincérité*, y compris à l'égard d'elles-mêmes.

Elles ne peuvent, ni désirent, admettre leurs problèmes et soucis. Elles préfèrent vivre dans l'illusion que tout est beau et parfait. Leurs contacts avec les autres sont superficiels, leurs centres d'intérêt futiles. Quand ces personnes se sentent mal à l'aise, elles somatisent rapidement, afin qu'on puisse nommer l'objet de leur embarras et qu'elles puissent en faire une façade pour les autres.

Ces personnes tiennent beaucoup aux *apparences*. Préoccupées par une image juvénile et à la mode, elles se dissimulent derrière des maquillages, des couleurs voyantes, une barbe, des lunettes réfléchissantes, etc. La notoriété est importante, et les signes extérieurs d'un certain *statut social* leur importent : ainsi, ces personnes possèdent une voiture d'une marque de prestige, portent des vêtements aux griffes de couturiers célèbres, et utilisent des parfums haut de gamme.

- Les objets de leur environnement personnel doivent impressionner leur environnement relationnel.

Comparaison florale

La typologie **Agrimony** peut parfois prêter à confusion avec la typologie de **Crab Apple**. Les deux vivent dans un environnement parfaitement rangé, et c'est seulement l'aperçu fortuit de l'intérieur d'un placard ou d'un tiroir qui permet parfois de faire la différenciation. Les rangements de **Crab Apple** présentent le même ordre **méticuleux** que tout l'appartement, cependant qu'une armoire de **Agrimony** réserve des *surprises*. Agrimony y a entassé tout ce qui donnerait une apparence de désordre à son habitat.

Les personnes **Agrimony** sont aussi peu à même de faire face au désordre de leurs placards qu'elles le sont avec le désordre de leur psyché.

Le troisième type d'**Agrimony** a *refoulé* les expériences douloureuses ou humiliantes de son passé et utilise les mêmes stratagèmes que le deuxième type, tout en ne disposant pas de sa jovialité.

❀ Dans ce troisième cas, il ne s'agit pas d'une typologie Agrimony pure. Ici, Agrimony se superpose à un *état constitutionnel* qui n'est pas visible au premier abord.

Christine Gräff, qui enseigne les thérapies corporelles, ne cesse d'inculquer dans ses cours le plus grand *respect des symptômes de nos patients.* Ces symptômes sont, selon elle, une stratégie de survie du patient qui lui a permis de mener sa vie jusqu'ici.

Pour cette raison, **Agrimony** est une des essences florales qui demande le plus de prudence dans son emploi. Elle fait tomber la muraille de protection qu'une personne a construite autour d'elle.

Un humoriste allemand, Georg Danzer, a conçu un sketch à propos d'un homme politique qui veut enfin enlever son masque durant un week-end. Le sketch, malgré son évidente grossièreté, ne manque pas de finesse. L'homme se trouve dans la salle de bains, sa femme et ses enfants l'entourant avec curiosité. Il y a si longtemps qu'ils n'avaient aperçu son vrai visage ! L'affaire n'est pas aussi simple qu'il l'avait cru. Il lui faut tirer dans tous les sens et de toutes ses forces pour se débarrasser de son masque ; il était devenu sa seconde peau. Enfin, un dernier effort, et le masque tombe. La femme pousse un hurlement, les enfants s'esclaffent : M. le politicien a perdu son visage ; à sa place il n'y a plus qu'un gros postérieur muni de deux oreilles.

❀ Cet exemple illustre à souhait la *douleur* et l'*humiliation* que peut éprouver celui à qui on **arrache son masque**, ou qui est obligé d'y recourir lui-même, ce masque qui est devenu pratiquement sa propre chair.

Des éléments vils, douloureux, gênants peuvent apparaître ; les raisons qui ont fait se détourner de l'essentiel pour se réfugier dans le superficiel peuvent resurgir.

Le thérapeute s'efforcera donc de construire d'abord une *plate-forme de sécurité* pour que cette personne puisse aborder en douceur son évolution et qu'elle apprenne à vivre sans ses structures de défense qui l'entraveraient tôt ou tard.

On donnera aux personnes de ce type constitutionnel en premier lieu des essences florales qui s'adressent à leurs symptômes du moment. Dans un deuxième temps, on leur donnera **Star of Bethléem** et/ou **Sweet Chestnut** pour les préparer finalement à la prise d'**Agrimony**.

❀ Même avec une bonne préparation du terrain, **Agrimony** peut provoquer l'*intensification de tous les symptômes*, quels qu'ils soient.

Les problèmes cutanés, par exemple, subissent habituellement une poussée ; en effet, tout ce qui a été contenu vient à la surface, à la lumière du jour. Étant ainsi évacué, la raison de la maladie disparaît à son tour.

❀ La guérison commence quand l'évacuation est parvenue à son terme.

Les symptômes psychiques s'intensifient également, puisqu'**Agrimony** ramène souvent au niveau conscient des vécus ou des souvenirs qui avaient été soigneusement refoulés en raison de leur contenu douloureux. **Agrimony** peut trouver ici une application sur les peurs qui ne répondent pas à d'autres traitements. Mais on ne saurait recommander son utilisation à ces fins qu'en étant entouré d'un thérapeute en mesure d'accompagner la personne à travers cette phase de remémoration souvent douloureuse.

Toutes les maladies qui résistent aux traitements habituels et qui semblent provenir d'un **traumatisme profondément refoulé** sont susceptibles de réagir à **Agrimony**, à condition de bien préparer et de bien accompagner le patient.

Les maladies caractéristiques d'**Agrimony** se manifestent au niveau des émonctoires, comme la *peau*, les *organes respiratoires*, la *vessie*.

L'état d'**Agrimony** peut également se manifester dans un comportement excessif par rapport à l'alcool, les drogues, la nourriture, le travail, l'ordinateur, la télévision et même les activités ludiques, pour autant que la manie représente un état de fuite devant soi-même.

Agrimony – Résumé	
Comportement et psyché	**Zones corporelles sensibles**
Préfère la distraction à l'affrontement Tempérament sanguin, jovial Triche avec lui-même S'attache aux signes extérieurs du statut social Se dissimule derrière une apparence, par exemple maquillage, lunettes, barbe Appartement bien rangé, mais désordre dans les placards	Peau Organes respiratoires Vessie Addictions : alcool, drogues, nourriture, travail, ordinateur, télévision, jeu
Indications préférentielles	
Essence florale des apparences et de la superficialité Aide à faire tomber sa muraille protectrice	

Centaury *(Petite Centaurée)*

❀ **Centaury** représente l'abnégation de soi.

La constitution de base de **Centaury** est composée d'*altruisme*, d'amour, de service et d'engagement pour toutes les créatures du monde. Les personnes **Centaury** n'agissent ni par sentiment de culpabilité ni par devoir. Leur plus grande joie consiste à faire plaisir et à choyer les autres.

❀ Les autres comprennent très vite quel avantage présente une personne du type **Centaury** ; ils la *chargent* le plus simplement du monde de leurs *poids*, *soucis* et *responsabilités*.

Pour être serviable, **Centaury** accepte volontiers. Une personne **Centaury** est d'une part trop *naïve* pour voir que les autres n'agissent que par intérêt personnel ; et d'autre part, l'intérêt personnel lui est si étranger que ce concept même lui échappe.

Une telle personne devient facilement un *lieu de décharge* pour les autres.

- En voulant faire plaisir à tout le monde, elle perd de vue sa propre identité et ses propres aspirations.

- La typologie **Centaury** est comparable à une *marionnette* que chacun peut manipuler à sa guise.

Quand tous ses fils sont intriqués à l'extrême, une telle personne a besoin d'aide pour les démêler et pour apprendre à poser ses propres limites dans l'avenir. Leur *perméabilité* face à l'extérieur constitue leur problématique de base. Cette perméabilité est d'ordre général : elle concerne les autres personnes, les impressions, les insectes, les parasites, les microbes. Les enfants, les malades, les personnes âgées et les animaux – tous particulièrement dépendants – trouvent toujours une aide empressée auprès d'une personne **Centaury**. Les *insectes* et les *parasites* ont une préférence pour le type **Centaury** qui semble littéralement attirer le moindre moustique et le plus petit microbe.

- La typologie **Centaury** se reconnaît donc aussi à sa fragilité vis-à-vis des *maladies infectieuses.*

- Le petit mot « non », qui permet au moins d'exprimer sa volonté de poser des limites, n'existe pas pour ces personnes.

Même un chien est capable de percevoir une telle personnalité. Il sait qu'en implorant du regard un enfant **Centaury**, celui-ci ne lui refusera pas une ration supplémentaire, même s'il sait que le chien vient tout juste de terminer son assiette. L'enfant le plus petit ne pourrait continuer son propre repas avec ce regard de chien affamé en face.

Une de mes petites patientes **Centaury** a payé un jour un lourd tribut à son incapacité à dire « non ». Elle avait une petite sœur **Heather**. Pour Noël, la petite fille **Centaury** avait souhaité une poupée et les parents la lui ont offerte. Lorsque, toute heureuse, elle berçait sa poupée, la petite sœur **Heather** s'est lancée dans des hurlements insoutenables ; elle voulait aussi « tenir un peu la poupée ». Considérant la constitution **Centaury**, celle-ci a résisté pendant un long moment, mais elle a fini par prêter sa poupée. Cependant, la sœur **Heather** ne l'a plus jamais rendue. La mère promettait une nouvelle poupée juste après Noël, mais n'a pas eu l'occasion de réaliser sa promesse. Et comme **Centaury** ne sait pas exiger ou mettre la pression sur les autres, la petite fille a dû attendre près d'un an avant de recevoir une nouvelle poupée.

Il s'agit d'un trait de caractère typique de **Centaury** :

- Une personne **Centaury** désire quelque chose, mais elle *n'insistera jamais* pour l'obtenir, fût-ce son désir le plus cher. Elle attend et espère que l'autre saura l'offrir, parfois même elle souffre de cette attente, mais elle n'exigera jamais rien.

Ces personnes sont discrètes et modestes, douces et polies, toujours prêtes à aider.

- L'*aide* d'une personne **Centaury** est également *discrète* et ne dépasse jamais le cadre du nécessaire.

Si elle aide par exemple lors d'un déménagement, elle travaillera tranquillement et comme si de rien n'était. Et c'est seulement à la fin qu'on se rend compte qu'elle a travaillé avec la même motivation et le même investissement que l'heureux bénéficiaire du nouvel appartement.

Comparaison florale

L'action de **Centaury** n'est pas dictée par le besoin de pouvoir qui caractérise l'aide de **Chicory** sous ses dehors prévenants. **Centaury** éprouve un réel plaisir à rendre service aux autres et est récompensé par le plaisir que les autres manifestent envers son aide.

Si l'on demande à une personne **Centaury** ce qu'elle attend des autres, on verra un grand étonnement, puisque **Centaury** ne s'est jamais posé cette question. Des *yeux étonnés*, *sans malice aucune*, qui semblent pouvoir plonger directement dans l'âme de leur vis-à-vis, sont souvent l'indice d'une personne **Centaury**. On verra ce regard tout particulièrement quand on a eu un geste amical envers ces personnes. Presque effrayées et étonnées, elles demanderont en quoi elles ont bien pu mériter un tel geste.

❀ L'amour et l'attention ne sont pas un dû pour ces personnes, mais au contraire, des qualités qu'elles doivent *mériter*.

Comparaison florale

Centaury évite de faire état de ses maladies ou problèmes. Mais contrairement à **Water Violet** qui ne veut pas montrer ses faiblesses, **Centaury** ne veut *pas devenir une charge* pour les autres à travers ses problèmes.

Ces personnes consultent souvent quand leurs maladies ou problèmes ont déjà pris des proportions considérables et qu'ils ne se laissent plus cacher.

❀ Parmi les pathologies les moins difficiles, on peut citer *la fatigue*, *l'exténuation*, *les problèmes circulatoires*, *les problèmes de tension artérielle*, *les problèmes liés au dos.*

> Souvent, ces personnes n'aiment pas se faire examiner ou toucher le **dos**. Elles semblent éprouver le fait d'exposer leur dos comme l'exposition de tous les fardeaux dont elles se sont **chargées**.

Centaury – Résumé	
Comportement et psyché	**Zones corporelles sensibles**
Altruiste, naïf, incapable d'intérêt personnel Aimable, dévoué Porte les fardeaux des autres ; est une décharge psychique pour les autres Discret, modeste, doux, poli Ne s'impose pas ; sans malice Malade, ne veut pas déranger	Attire les insectes Se fait souvent piquer par des insectes Fatigue, exténuation Problèmes de circulation sanguine et de tension artérielle, problème de dos
Indications préférentielles	
Par apprendre à imposer ses limites et à dire « non » Abnégation de soi	

Garlic *(Ail)*

❀ Élixir californien ou essence de plantes sauvages d'Europe.

La réponse à la prise de **Centaury** est *lente*, soit que cette essence florale fasse partie des essences à action lente, soit que la constitution de la personne **Centaury** n'évolue que très lentement vers un certain égoïsme bien compris. Il est donc utile, ici aussi, de soutenir l'action de **Centaury** par un remède adjuvant, **Garlic**.

La phytothérapie connaît bien l'action de l'ail absorbé dans la nourriture. En renforçant le système immunitaire, il repousse les parasites comme par exemple les tiques, moustiques, poux et vers aussi bien chez l'homme que chez les animaux domestiques. D'autre part, l'ail empêche la formation de plaques de graisse dans les *vaisseaux sanguins.*

En transposant ce principe tiré de la matière sur le principe subtil de l'essence florale, nous sommes en présence d'un remède qui nous protège contre les « vampirisations » de toutes sortes, et qui mobilise nos forces immunitaires tout en leur permettant de circuler librement.

❀ Grâce à l'essence florale de Garlic, les personnes du type **Centaury** gagnent une certaine *distance* par rapport à leur entourage. Les autres trouvent un terrain moins facile chez elles pour se décharger de leurs problèmes, sans raison valable et par pure facilité.

S'entourant ainsi d'un *champ de protection*, la personne **Centaury** accédera au plaisir de ne pas être en permanence en « service commandé ». Grâce à la distance créée par cette zone tampon, elle s'apercevra où son aide est réellement de mise en sachant écarter les cas où l'on ne fait qu'abuser d'elle.

Je conseille de prendre l'association **Centaury-Garlic** pendant assez longtemps avant de passer à **Centaury** seule.

Garlic – Résumé
Zones corporelles sensibles
Renforcement du système immunitaire Vaisseaux sanguins
Indications préférentielles
Adjuvant pour **Centaury** Pour se délimiter face à son environnement et créer un champ de protection autour de soi

Walnut *(Noyer)*

❀ **Walnut** permet de franchir des étapes d'évolution. Bach lui avait donné le nom de « contre-charme » (*spellbreaker*), le remède qui nous aide à nous libérer d'entraves anciennes. Nous nous rendons souvent compte que nous devrions initier un *changement*, mais nous nous sentons comme sous l'emprise d'un charme qui nous empêche de faire le pas décisif.

En prenant cette essence florale, la personne se rend compte que le charme, ou l'attachement, ne lui vient pas de l'extérieur, mais de l'intérieur d'elle-même.

❀ **Walnut** nous libère donc des *entraves* et des *liens* que nous avons créés nous-mêmes et auxquels nous accordons une importance exagérée.

L'arcane aux *sept glaives* du tarot de Rider-Wait représente une femme ligotée, aux yeux bandés, qui doit trouver son chemin en passant parmi les sept glaives. À première vue, c'est une image de détresse, l'image de quelqu'un démuni devant le sort. Mais en y regardant de plus près on s'aperçoit que les liens sont très lâches. Il serait facile de les faire tomber, d'enlever ensuite le bandeau et de voir finalement que le chemin parmi les glaives n'est pas si redoutable. Quelle force donc empêche la femme de se débarrasser de ses liens dont elle doit bien sentir qu'ils ne la serrent guère ?

L'emploi de **Walnut** donne la sensation de sortir d'une coquille qu'on brise ou d'une peau qui mue. Durant la méditation, **Walnut** fait ressentir très nettement le *frissonnement* qui survient quand on aborde un nouvel état de conscience et qui se transforme ensuite en rayonnement de *chaleur* et de force qui permet d'aborder l'inconnu.

❀ **Walnut** donne le courage de *tirer les conséquences* qui s'imposent et de briser la coque qui nous emprisonne.

Les changements peuvent avoir lieu au niveau physique, comme par exemple la puberté, la grossesse, la ménopause ou les maladies infantiles ; ils peuvent aussi se produire au niveau psychoémotionnel ou encore dans les modifications du cadre de vie, tels la réorientation professionnelle, un déménagement, le départ à la retraite.

❀ Les *maladies infantiles* répondent bien à **Walnut**.

J'ai déjà signalé que les maladies infantiles représentent des processus d'évolution qui sont nécessaires pour l'enfant à ce moment précis et qu'il n'aurait pas la force de vivre sans être soutenu.

L'essence florale de **Walnut** aidera donc l'enfant à intégrer sur le plan psychoémotionnel ce processus d'évolution, tout en lui procurant sur le plan physique le soutien nécessaire pour que la maladie se déroule normalement et sans complications.

La prise de **Walnut** peut aussi libérer les mourants de l'angoisse de passer d'un monde connu à une autre dimension largement inconnue.

Walnut – Résumé	
Comportement et psyché	**Zones corporelles sensibles**
Être sous une emprise Se sentir entravé Changement de mode de vie Réorientation professionnelle Déménagement Départ à la retraite	Grossesse Maladies infantiles Puberté Ménopause Phase terminale de la vie
Indications préférentielles	
Soutien dans les étapes d'évolution Brise le lien avec les entraves révolues	

Holly *(Houx)*

❀ **Holly** est une des plus fortes essences européennes. Son potentiel énergétique ne le cède en rien à celui des essences australiennes.

Holly représente la capacité d'aimer et de dire oui à la vie.

Nous connaissons tous la symbolique du houx qui est rattachée à la fête de Noël. À l'origine, cette fête devait raviver en nous tous les ans la conscience de notre état de chrétiens.

Edward Bach écrivait à propos de Holly : « Holly ouvre le cœur et nous relie à l'amour divin. » Sur le plan *spirituel*, **Holly** prépare la naissance de l'enfant divin – la conscience christique – dans notre cœur. Eugène Drewermann s'exprime ainsi : « Qu'est d'autre la religion dont l'emblème est l'enfant divin si ce n'est le retour de notre cœur à sa source originelle, une re-naissance dans un monde où les fleurs et les animaux parlent, où les étoiles chantent, comme il est dit dans *Le Petit Prince* (*Das Eigentliche ist unsichtbar*, p. 15).

❀ **Holly** peut faire resurgir notre joie de vivre quand nous l'avons enfouie sous les émotions négatives comme la *colère*, la *haine*, l'*envie*, la *jalousie*, la *méfiance* et la *rancune* et que l'*agressivité* est devenue notre seconde nature pour aborder les autres.

Sur le plan pathologique, cette agressivité s'exprime par des *coliques*, des *dermatoses inflammatoires* qui *démangent* et qui *brûlent*, de fortes *fièvres*, des *vomissements*, de la *toux*, des *allergies*, ainsi que toutes les *manifestations maladives violentes* et *agressives* qui expulsent vers l'extérieur la charge agressive que nous avons accumulée en nous-mêmes.

Holly soutient le processus de guérison en chassant les **poisons** de l'âme que sont la haine et l'envie, la méfiance, la jalousie et la rancune qui fournissent le substrat pour maintes maladies.

Holly aide dans les chagrins d'amour quand la *haine* et la *jalousie* dominent. L'essence florale de Holly est le remède du cœur qui souffre ; elle trouve son emploi chaque fois que le potentiel d'amour d'une personne a été blessé.

La sensation de *solitude*, le fait de ne pouvoir vivre son potentiel d'amour, ni de recevoir l'amour et l'attention nécessaires, peuvent également engendrer l'agressivité. Dans ce cas, celle-ci est davantage dirigée contre sa propre personne.

- Les symptômes d'auto-agression se traduisent par des *dommages* qu'on s'inflige *à soi-même*, comme par exemple se ronger les ongles jusqu'au sang, se frapper la tête contre le mur, ou les maladies auto-immunes, par exemple le cancer.

Face à cette maladie, le thérapeute devra toujours rechercher si elle ne traduit pas une sorte de suicide déguisé de la part du malade. Un cœur gros de chagrin a pu détruire la joie de vivre du patient qui autorise ses cellules malades à faire leur œuvre destructrice.

J'échange souvent des vues avec un médecin qui soigne lui-même par les essences florales. Selon lui, le cancer est une maladie de non-respect, soit qu'on manque de respect face aux autres, soit qu'on subit soi-même un tel comportement. Qu'elles soient vécues de façon active ou passive, chacune de ces deux variantes entraîne une souffrance qui brise la joie et le désir de vivre.

Holly est donc souvent un remède adjuvant, notamment dans les maladies auto-immunes, et on l'associera au **remède constitutionnel**.

Dietmar Krämer et Helmut Wild font état, dans leur *Atlas des zones cutanées activées par les essences florales*, d'une **zone Holly** très étendue au niveau du **foie** et de la **vésicule biliaire**. Le foie est interprété comme l'organe qui donne le sens à notre vie. La vésicule biliaire collecte les toxines isolées et recyclées par le foie ; elle se manifeste chaque fois quand la bile devient irritante, sous forme de *sable* ou de *calculs* biliaires. Chez les personnes dont c'est le point faible, la vésicule réagit habituellement quand elles sont en colère contre quelque chose ou quelqu'un et qu'elles essayent ainsi de se libérer de leur *agressivité*.

Holly, appliquée en onctions ou en compresses, a un excellent effet calmant sur les douleurs vésiculaires.

Dans les *conflits relationnels*, **Holly** joue un rôle important : l'agressivité présente ne saurait être passée sous silence, bien plus, elle viendra certainement à s'exprimer. Mais elle prendra les formes et l'intensité qui conviennent à la situation.

- Une *dispute* qui a lieu sous l'effet de **Holly** ne risque guère de dégénérer en bagarre, puisqu'on ne perdra pas le respect mutuel ; mais elle sera suffisamment animée pour aboutir à une solution intelligente du problème.

La prise de **Holly** peut provoquer des *dermatoses passagères* sous forme de plaques rouges.

Holly – Résumé	
Comportement et psyché	**Zones corporelles sensibles**
Colère Haine Envie Jalousie Méfiance Rancune Agressivité Chagrin d'amour Peines de cœur Solitude Automutilation Perte de la joie de vivre Conflits relationnels	Coliques Rougeurs de peau Démangeaisons Dermatoses brûlantes Fièvre Vomissements Toux Allergies Ongles rongés Maladies auto-immunes, par exemple cancer Zone foie-vésicule Douleurs vésiculaires
Indications préférentielles	
Soutien pour la capacité d'aimer et la volonté de vivre	

Bleeding Heart *(Cœur de Marie)*

❀ Élixir californien ou essence de plantes sauvages d'Europe.

❀ Parmi toutes les essences florales, **Bleeding Heart** représente le réconfort immédiat.

Elle permet de sécher les *larmes* et de *réconforter* ; son action est extrêmement rapide et bienfaisante. Absorbée au moment critique, **Bleeding Heart** résorbe remarquablement peines et soucis et atténue toute douleur morale, qu'il s'agisse des *larmes d'un enfant* ou d'un *adulte*.

> **Bleeding Heart**, tout comme **Holly**, apaise le cœur blessé. **Bleeding Heart** agit plus sur la peine aiguë, tandis que **Holly** résorbe les suites de cette peine.

Bleeding Heart – Résumé
Comportement et psyché
Peines, soucis Cœur blessé
Indications préférentielles
Tarir les larmes

Le découragement, le désespoir

Larch *(Mélèze)*

❀ **Larch** s'impose quand on doute de ses propres capacités.

Commençons par chercher la symbolique de cet arbre. Bien qu'étant un conifère, il perd ses aiguilles comme un feuillu, et ce particularisme en fait un être mitigé entre les deux. Au printemps, ses aiguilles d'un vert tendre lui donnent une apparence délicate et sensible. À l'automne, son feuillage se teinte de bronze, et quand l'hiver arrive avec ses premiers froids, l'arbre rejette toutes ses aiguilles. Il n'est pas de vision plus pitoyable qu'un mélèze dénudé en hiver. Quand revient le printemps, c'est un des derniers arbres à reverdir et on se demande souvent s'il a réellement survécu à l'hiver.

Transposons cette image à l'homme. On a un projet, quelque peu ambitieux peut-être, mais on pense apprendre en l'exécutant et on s'arme de confiance. Plus le délai approche, plus on se rend compte de tout ce qui reste encore à faire, de tout ce qu'on ne sait pas faire ni apprendre en si peu de temps. On n'a pas le *courage* de passer outre ces détails et de se lancer *spontanément*. À la fin, on ne voit plus que les lacunes du projet, sa propre *incapacité* et son *impossibilité* à prendre la tâche de front. On se sent misérable, les intestins noués, bien qu'on ne puisse plus rien avaler depuis plusieurs jours. En fait, on cherche une échappatoire pour renoncer définitivement au projet.

❀ Tout le monde connaît ce type de situations : les *examens*, un *entretien d'embauche*, le *trac d'une première*, l'*angoisse* avant un *voyage*. Ces situations engendrent la *peur de n'être pas à la hauteur*, elles imprègnent chaque pensée et dominent totalement le sujet.

Comparaison florale

Pour **Mimulus**, les peurs gardent une intensité égale, qu'elles soient rationnelles ou irrationnelles, jusqu'à ce que l'événement redouté se produise. Pour **Larch** au contraire, les peurs gagnent en intensité au fur et à mesure que l'événement approche, pour devenir paroxystiques peu avant le moment crucial.

J'ai été moi-même l'objet d'une telle *exacerbation* de l'état de **Larch** lorsque j'ai fait mon premier grand voyage à l'autre bout du monde, à Hawaï. Mon trac était incommensurable, et quelque temps avant mon départ, je me suis surprise à penser que mon voyage était totalement absurde. Je ne me voyais même pas capable de conduire une voiture sur place.

Larch, utilisé selon la méthode du verre d'eau, m'a redonné confiance en moi. J'ai fait ce voyage avec une certaine appréhension, mais malgré tout, j'étais contente de partir.

❀ Quelle que soit la **constitution de base** d'une personne, **Larch** est une **essence-clé** qui permet d'ouvrir les potentialités qui se cachent derrière ses expériences négatives, ses conditionnements divers ou sa peur de ne pas être à la hauteur.

L'essence florale de **Larch** permet une évaluation réaliste de ses *forces* et ses *faiblesses* et évite de se focaliser sur ses faiblesses seules.

On peut souvent créer l'étincelle initiale d'un processus de guérison, de quelque type qu'il soit, **en associant Larch** à d'autres remèdes. **Larch** permet dans ce cas de stimuler le courage, la foi en ses capacités et d'aborder la vie avec une saine hardiesse.

En tant que remède **constitutionnel, Larch** représente une personne qui paraît *délicate*, *douce*, *malléable*, et *peu vigoureuse*, surtout à son propre avis. Ces personnes sont *calmes* et *modestes* et ne montent guère en épingle ce qu'elles font. Si elles glissent vers le côté négatif de cette typologie, elles n'ont plus guère confiance en elles. Bien qu'elles ne réclament jamais de l'admiration ou des louanges, elles souffrent par moments si ces appréciations font défaut ; dans ce cas, elles commencent par *sous-estimer* leurs capacités positives. Pour conserver leur dignité, elles se font le moins remarquer possible, au lieu de se mettre en valeur au vu et au su de tout le monde. Les compliments ou l'admiration franche les embarrassent plus – en les faisant rougir, par exemple – que la critique directe, à laquelle elles s'attendent plus ou moins.

Comparaison florale

Larch peut avoir de petites manies : un verre de vin pour se consoler, une cigarette pour se donner une contenance, etc. Mais on n'assiste guère à une *dépendance* comme dans le cas d'**Agrimony**, par exemple.

Le *manque de confiance* de ces personnes *en elles-mêmes* a besoin d'impulsions extérieures – par exemple celles de **Larch** – pour se transformer en *courage*.

Larch – Résumé
Comportement et psyché
Peur de ne pas être à la hauteur qui va en augmentant Situations d'examens Entretiens d'embauche Trac d'une première Appréhension d'un voyage Expériences négatives Doux, tendre, malléable, peu vigoureux Sous-estime ses capacités Manque de confiance en soi
Indications préférentielles
Manque de confiance en ses propres capacités

Pine *(Pin sylvestre)*

❀ L'essence florale de **Pine** s'adresse aux personnes qui souffrent de sentiments de culpabilité et de honte et qui possèdent une très faible estime de soi.

La plupart des sentiments de culpabilité ou de honte résultent de l'échelle des valeurs personnelles, de celles de la société ou de la communauté religieuse dont la personne fait partie.

Ces valeurs, qu'on s'impose ou qu'on se laisse imposer, sont souvent en contradiction flagrante avec des décisions qu'on doit prendre ou des états de fait qu'il faut accepter. Combien de fois les *obligations* morales qu'on a *envers soi-même* s'opposent-elles aux *obligations* qu'on a *envers autrui*. Dans ces cas, la mauvaise conscience est là, quelle que soit la décision prise.

❀ L'essence florale de **Pine** aidera la personne à reconnaître que son action n'était pas fautive, puisqu'elle avait pour but de choisir la meilleure solution possible. Ainsi, **Pine** *allégera la lourdeur* de son sentiment de *faute*.

Quand une personne éprouve des sentiments de honte ou de culpabilité, elle a toujours participé d'une manière ou d'une autre à l'événement culpabilisant. C'est en vertu de cette participation, ou implication, que la personne accepte de se charger de *culpabilité* ou de s'en laisser charger par les préjugés des autres. Il peut s'agir du *licenciement* qui fait honte, parce que les autres pensent que…, de *problèmes financiers* qui font honte, parce que les autres pensent que…, du *chômage* qui fait honte, parce que les autres pensent que…, d'un *handicap physique* qui fait honte, parce que les autres pensent que… Chaque fois, une telle personne a perdu le sens de ses propres valeurs et de sa dignité.

❀ L'essence florale de **Pine** peut *ramener* la personne à ses *valeurs personnelles* et lui rendre le respect d'elle-même.

L'éventail des événements qui peuvent remplir de honte, de culpabilité et donner mauvaise conscience est extrêmement vaste. Certains sont compréhensibles pour un tiers, d'autres paraissent incompréhensibles. On peut comprendre une femme qui culpabilise après un avortement. Il est déjà un peu plus difficile de comprendre qu'une famille se sente coupable de la mort par *overdose* d'un des leurs. On peut comprendre une mère qui a honte de l'*homosexualité* de son fils, bien que ce problème ne soit pas de son ressort. Par contre, on ne peut comprendre qu'une personne ait honte de son garde-manger bien garni en arguant de tous les *affamés* de la terre.

❀ Aussi divers, compréhensibles ou incompréhensibles que soient les sentiments de culpabilité ou de honte, ils doivent être pris extrêmement au sérieux et **traités en premier**. Ils dépriment les personnes qui en font l'objet, ils les rongent et les accaparent au point que d'autres sentiments et pensées ne trouvent plus place dans leur psyché.

En essayant de faire taire leurs sensations de honte ou de faute, ces personnes répriment en elles toute *vivacité*.

❀ Cette stagnation émotionnelle se traduit au niveau physique par des congestions ou des *œdèmes*, notamment dans les jambes et la région du sacrum.

❀ La région du *sacrum* fournit une bonne indication sur la *sexualité* de l'être humain. Elle dévoile comment la personne vit son potentiel de créativité et notamment si ses énergies circulent librement.

La piscine ou le sauna permettent facilement ce genre d'observation. On verra combien la région du sacrum est parfois enflée et œdémateuse. La sexualité est sans nul doute l'un des domaines les plus chargés de culpabilité et de honte, qu'elles proviennent des idées philosophiques ou religieuses, de la difficulté à s'épanouir dans sa sexualité, de se sentir davantage attiré par les personnes de même sexe ou qu'on soit différent d'une manière ou d'une autre, soit encore parce que ce sujet des plus intimes a été arraché à son cadre intimiste pour être jeté en pâture au public, sans la moindre finesse.

❀ Il y a cependant aussi des personnes qui ont si *peu d'estime pour elles-mêmes* qu'elles semblent se sentir coupables du seul fait d'exister.

Ces personnes sont souvent si *humbles* et *soumises* qu'elles déclenchent des attitudes de rejet ou d'agression chez les autres qui se sentent mystifiés par ignorance des véritables raisons. On les accuse habituellement de *flagornerie*, notamment quand une telle personne présente une demande plus ou moins justifiée. Par crainte de se faire exploiter, on oppose souvent un rejet teinté d'agressivité, alors même que rien n'est plus éloigné de l'esprit de ces personnes. Selon elles, l'humiliation volontaire est le seul moyen pour obtenir l'attention, la reconnaissance ou l'affection des autres.

Comparaison florale

Les personnes qui s'abaissent par *calcul* pour obtenir un *avantage* ou pour avancer plus vite dans l'échelle hiérarchique utilisent en fait leur humilité apparente pour manipuler les autres. Elles ne sont pas du ressort de **Pine,** mais de **Vine**.

La symptomatologie **Pine** s'exprime parfois dans la posture des personnes. Elles se tiennent souvent un peu *inclinées*, notamment dans leurs rapports avec autrui.

❀ Cette attitude penchée traduit d'une part la tendance à vouloir se faire petit devant les autres. Elle permet d'autre part de protéger le *plexus solaire* qui est localisé au niveau de l'épigastre.

Le plexus solaire est le centre de notre autorité personnelle. En le protégeant en tenant notre corps incliné, nous le protégeons contre les agressions extérieures, mais nous faisons connaître en même temps que nous ne ferons pas usage de notre autorité, et que nous nous soumettrons à l'autorité des tiers.

Les symptômes *physiques* de **Pine** dépendent de l'âge.

❀ Les enfants ont souvent des *douleurs au ventre*, et notamment au niveau du plexus solaire.

❀ Les adultes se plaignent davantage de douleurs au niveau du *sacrum*, de *sciatique*, d'œdèmes ou de congestions.

Pine – Résumé	
Comportement et psyché	**Zones corporelles sensibles**
Mauvaise conscience Perte de ses propres valeurs et de sa dignité Stagnation émotionnelle Faible estime de soi Humble, soumis	Congestions Œdèmes, surtout dans les jambes et au niveau du sacrum Sexualité Attitude inclinée Enfants : douleurs au ventre Adultes : douleurs au niveau du sacrum, sciatique
Indications préférentielles	
Sentiments de honte et de culpabilité	

Elm *(Orme champêtre)*

❀ L'essence florale d'**Elm** s'adresse à tous les états de surcharge ; elle permet de franchir la dernière étape.

Chacun connaît les périodes de *surcharge* où l'on doit faire face à beaucoup d'obligations à la fois. On trouve les moyens de tout mettre en œuvre, de gérer avec compétence la situation, mais si le moindre *détail* vient s'ajouter à la charge déjà existante, tout l'édifice s'effondre. C'est l'image de la goutte d'eau qui fait déborder tout le vase.

Parfois, cependant, l'être humain ne peut pas se soustraire à ce trop-plein d'activité ; il lui faut ponctuellement y faire face.

❀ **Elm** donnera dans ces moments la *force* et la *détente mentale* nécessaires pour accomplir la tâche.

On prendra **Elm** pendant **deux semaines au maximum**. **Elm** permet de mobiliser les dernières réserves de forces, et celles-ci ne dépassent en général guère deux semaines. Si l'on estime que le volume d'obligations à accomplir dépasse deux semaines, il est préférable de commencer par la prise d'**Olive** afin de faire des réserves de forces; on enchaînera ensuite sur **Elm**.

Elm est idéale pour fournir un *dernier effort*, par exemple lors d'une excursion en montagne quand on pense ne pas pouvoir faire les *derniers cent mètres*, ou lorsqu'on se sent soudain affaibli quelques jours avant un *examen*.

❀ L'essence florale d'**Elm** s'utilise chaque fois que l'*objectif est en vue* et que la personne a besoin de soutien et de forces pour y parvenir.

Elm – Résumé
Comportement et psyché
En prévision d'une surcharge de tout type L'imprévu qui fait effondrer toute l'organisation
Indications préférentielles
Situations de surcharges ponctuelles Pour fournir un dernier effort

Sweet Chestnut *(Châtaignier)*

❀ **Sweet Chestnut** est l'essence florale de la nuit de l'âme.

Elle trouve chaque fois son emploi quand une personne se trouve dans une position si difficile qu'il lui est insupportable de regarder la réalité en face. Il s'agit de réalités dures et impitoyables, en général inéluctables, et donc particulièrement douloureuses à vivre.

Dans la vie d'un être humain, ces réalités présentent *des états d'exception aigus*, qui suivent par exemple la mort subite et imprévisible d'un être cher, la rupture sentimentale inattendue, une débâcle financière, l'annonce d'une maladie inguérissable.

❀ Il ne reste à ces personnes qu'à accepter et supporter ce que la vie leur a réservé.

Les personnes qui ont toujours tenté de se conformer aux normes et de maintenir les apparences, qui se rendaient aveugles à des évidences qui les auraient obligées à agir, se trouvent dans ces moments toujours confrontées à la *vérité déniée*.

❀ Elles sont contraintes, par les événements, de cesser leurs *escamotages* et à faire face à la réalité dans toute sa rigueur.

Dans une telle phase de vie, l'être humain subit souvent une transformation douloureuse qui l'oblige à modifier profondément son existence.

Une citation qui ne manque pas de sagesse dit que nous ne souffrons pas de la réalité, mais de l'image que nous nous faisons d'elle.

❀ Quand nous avons appris que nos propres images n'étaient qu'illusions, **Sweet Chestnut** nous aide à rester fermes dans cette optique et à l'intégrer.

Sweet Chestnut – Résumé
Comportement et psyché
Ne supporte plus la dureté de la réalité Doit regarder la vérité escamotée en face
Indications préférentielles
États d'exception psychologiques aigus L'essence florale de la nuit de l'âme

Star of Bethléem *(Ornithogale en ombelle)*

❀ Parmi les essences florales, **Star of Bethléem** est le réconfort de l'âme.

Tout comme **Holly** est reliée au principe cosmique du Christ, **Star of Bethléem** nous en donne le sens de l'orientation. Suivant la légende, une étoile (*star*) indiquait aux pasteurs et aux rois mages, il y a deux mille ans, l'endroit où était né l'enfant divin.

❀ De la même manière, **Star of Bethléem** nous indique le chemin de retour vers nous-mêmes, quand un événement conflictuel nous a jetés hors de l'orbe. Star of Bethléem rassure et encourage, redonne confiance et espoir.

Selon nos traditions, le nom de cette plante contient un sens profond que d'autres traditions ont également percé sous l'apparence extérieure de la fleur. La fleur de l'ornithogale en ombelle se présente comme une figure hexagonale formée de deux triangles à la fois superposés et opposés : le triangle supérieur, qui pointe vers le haut, symbolise La Trinité divine, qui descend sur l'image d'elle-même, la création, dont la pointe est dirigée vers le bas. C'est l'étoile de David, symbole de l'amour universel.

❀ L'essence florale de **Star of Bethléem** trouve son emploi dans les *traumatismes* de tout ordre et dans leurs *séquelles.*

Il peut s'agir de peines, détresses, accidents, pertes, mauvais traitements, c'est-à-dire d'événements qui ont profondément *déstabilisé* la personne, surtout au niveau émotionnel. Que cet événement soit important ou mineur, pour la personne intéressée il aura souvent un tout autre impact que pour l'œil d'un tiers. **Star of Bethléem** est l'aide première pour qu'elle sorte de sa polarisation sur l'événement traumatisant.

La réponse à un événement traumatisant est extrêmement individuelle. Certaines personnes ont traversé de grandes guerres sans en être traumatisées, mais elles peuvent être affectées au plus haut point par la mort de leur canari. D'autres, par contre, n'y verraient que le cours normal de la vie, mais elles seraient traumatisées par un acte de violence commis contre elles.

Ici, le prescripteur aura la même démarche que dans le cas de **Pine**. Il ne lui appartient pas de juger si les sentiments de culpabilité ou de choc émotionnel sont justifiés ou non ; c'est le ressenti du patient seul qui doit dicter son choix du remède.

- Les événements traumatisants ne seront pas effacés par **Star of Bethléem**, mais les *cicatrices* qu'ils ont laissées seront *moins douloureuses* à vivre et elles pourront moins entraver le flux des énergies.

- Parmi les 38 essences florales de Bach, **Star of Bethléem** peut être utilisée sur le plan physique dans les problèmes de *cicatrisation* et sur les *douleurs fantômes*, dans l'optique au moins d'une atténuation des symptômes.

Star of Bethléem – Résumé	
Comportement et psyché	**Zones corporelles sensibles**
Traumatismes de tout ordre et leurs séquelles Peines Détresse Accidents Pertes Mauvais traitements	Cicatrices Douleurs fantômes
Indications préférentielles	
Retrouver son orientation Réconfort de l'âme	

Willow *(Saule blanc)*

- L'essence florale de **Willow** a une double action : la première permet d'éliminer les poisons de l'âme ; la deuxième s'adresse aux personnes qui se sont soumises à leur destin tout en lui faisant grief d'être si mal traitées.

Le saule blanc préfère les biotopes humides, surtout les bords des voies d'eau. Bien qu'aimant l'eau, il peut être détérioré par l'élément humide et pourrir même à l'état d'arbre vert.

Tout comme la résistance du bois du saule est faible par rapport aux processus de pourrissement, certaines personnes ont peu de résistance vis-à-vis de sentiments d'*amertume* ou de *déception* qui les submergent. Elles ont été soumises durant longtemps à des peines ou des chagrins, sans moyen de les intégrer ou de s'en détacher.

❀ Ces expériences douloureuses agissent comme un *poison* dans le *corps* et l'*âme* de ces personnes dont il semble ne pas y avoir d'issue.

Les patients eux-mêmes se décrivent dans ces termes; ils se trouvent *corrosifs*, *venimeux*, *acariâtres*. Sans s'expliquer leur état, ils se trouvent eux-mêmes *insupportables*.

Lors d'une séance de médiation avec les essences florales, une participante décrivait son ressenti devant **Willow** comme « si du lait caillé circulait dans ses veines, au lieu de sang ».

Il en ressort un autre domaine d'application de **Willow**, l'hyperacidité :

❀ *Hyperacidité de l'estomac, du sang ; émanations corporelles sûres, sueurs aigres, uricémie, goutte, vomissements dus à l'acétonémie infantile.*

Dans tous ces cas, **Willow** peut réduire le phénomène d'aigreur **au niveau psychoémotionnel**, induisant ainsi une désacidification au niveau physique.

Il existe aussi une constitution de base **Willow**.

❀ Il s'agit de personnes très exigeantes envers la vie et envers les autres et qui s'attendent à trouver leurs moindres désirs satisfaits.

Elles acceptent comme leur dû ce qu'elles reçoivent. Cependant cette attitude présente un défaut : elle évolue vers le désenchantement. Chaque personne doit prendre en main son propre destin. Quand on laisse façonner sa vie par les autres, on en perd les rênes, et elle se forge suivant les idées d'autrui.

❀ La typologie **Willow** évolue donc vers un état de *dépit* et d'*amertume*. Elle accuse la vie et le sort d'être leur victime et ne voit pas la responsabilité qui incombe à elle-même.

Ces personnes ne veulent ou ne peuvent pas reconnaître que leur responsabilité a été précisément de n'avoir rien fait. Elles passent alors leurs rancœurs et aigreurs sur ceux qui les entourent. Dans le film *À l'est d'Éden*, Bette Davis jouait ce type de personne. Clouée par la goutte dans son fauteuil roulant, elle a littéralement empoisonné la vie de son mari et de ses fils.

Tout en restant en vie, le saule peut partiellement pourrir et former des rejets ailleurs. Il en résulte les formes bizarres, torturées de cet arbre.

❀ Cette image reflète la pathogenèse des patients **Willow**. On y trouve les *déformations des articulations*, mais aussi la formation de *tumeurs*, *bénignes ou non*.

La typologie **Willow** recèle un manque de respect envers les autres qui l'empêche d'éliminer le venin qu'elle a accumulé en elle-même.

❀ Que les traits **Willow** aient pris le dessus sur la constitution de base, ou qu'ils soient au contraire constitutionnels, dans tous les cas ils *détériorent* considérablement les relations avec la *famille* ou l'*entourage*.

Les *enfants en bas âge* en souffrent particulièrement. J'ai connu une mère dont les tendances agressives étaient totalement inhibées et qui présentait une apparence de douceur extrême. Toutes ses aigreurs et rancunes ont été extériorisées par sa petite fille qui se comportait par moments avec une venimosité sans pareille, de sorte qu'on en plaignait la mère.

❀ Les personnes de tendance **Willow** font volontiers endosser leurs *aigreurs à d'autres*.

Un très petit enfant comme dans le cas cité est totalement démuni face à de tels mécanismes, et cela d'autant plus qu'il vit encore en symbiose étroite avec sa mère.

Willow – Résumé	
Comportement et psyché	**Zones corporelles sensibles**
Sensation d'amertume et de dépit contre laquelle on est sans défense Peines et chagrins anciens non intégrés Corrosif, venimeux, acariâtre Se trouve insupportable Est très exigeant vis-à-vis de la vie et des autres Ne dirige pas sa propre vie Est sans respect pour les autres	Hyperacidité de l'estomac, du sang Émanations corporelles sûres, sueurs aigres Uricémie, goutte Vomissements dus à l'acétonémie infantile Déformation des articulations et des os Tumeurs, bénignes ou non
Indications préférentielles	
Pour éliminer les poisons de l'âme Pour ceux qui se sont soumis à leur destin tout en lui faisant grief	

Oak *(Chêne)*

❀ **Oak** est l'essence florale du courage.

Observez un chêne dans toute sa force, sa plénitude, sa solidité. Voyez les branches noueuses et la résistance qu'elles offrent durant des siècles aux plus fortes bourrasques de vent. Parmi tous les arbres, c'est le chêne qui, dans nos régions, offre nourriture et abri au plus grand nombre d'animaux, et cela des racines jusqu'à la cime.

❀ Les personnes de la typologie **Oak** représentent le *patriarcat* ou le *matriarcat* dans le meilleur sens du terme.

Il s'agit de personnes dignes et solides qui acceptent de porter des *responsabilités*, pour peu qu'on les en charge.

Comparaison florale

Au contraire de **Centaury, Oak** ne recherche pas de lui-même les responsabilités.

Dans les relations avec les autres, les personnes **Oak** font preuve d'un sens de la justice et d'un calme souverain. Elles apprécient avec justesse où et dans quelle mesure leur aide pourrait être utile ; elles ne s'immiscent pas spontanément dans les problèmes d'autrui.

❀ Si l'on désire leur aide, il faut la leur demander. Elles réfléchissent, évaluent les possibilités, conseillent et font suivre l'action.

La rébellion ouverte et l'activisme tous azimuts ne sont pas dans leur nature. Quand quelque chose leur paraît injuste ou faux, elles adoptent un *déterminisme* inflexible allié à une *discrétion* inimaginable pour faire très exactement ce que la situation exige, selon elles. Elles ne diront un mot sur leur façon de procéder, tout comme elles se perdent peu en paroles d'ailleurs, et avant qu'on s'aperçoive qu'elles fournissent de la résistance, l'affaire est réglée, à leur manière.

Les personnes **Oak** ont un *rapport très étroit à la nature.* C'est dans la nature qu'elles trouvent leur détente, leur repos et leur joie. Elles aiment les promenades, les excursions, l'observation des animaux. Leurs rapports avec les bêtes, les plantes, et toute la nature sont empreints de respect et de tendresse, sans pour autant qu'ils tombent dans le sentimentalisme.

Tout comme les êtres humains, vieux ou jeunes, aiment la compagnie des personnes **Oak**, les animaux la recherchent aussi, bien qu'ils conservent une certaine distance.

❀ Il est, en effet, déconseillé d'énerver une personne **Oak**.

Elle fera taire sans ambages celui qui l'agace par des flots de paroles ou des aboiements importuns. Il est tout aussi déconseillé d'être dans son chemin. La raison réside dans l'*inflexibilité* du type **Oak** qui augmente avec l'âge et qui le ferait trébucher sur les petits enfants ou animaux qui viendraient à se fourvoyer entre ses pieds. Si cela devait se produire tout de même, il n'y aurait pas de récidive ; le vacarme de la chute laisserait un souvenir durable chez tous les intéressés.

J'ai pu observer ce phénomène dans mon propre entourage. Il me fallait respecter une distance tacite entre mon grand-oncle **Oak** et moi-même afin de ne pas le gêner. Le même phénomène se reproduit actuellement entre mes deux petits-enfants et leur grand-père **Oak**. Malgré leur très jeune âge et l'attachement qu'ils éprouvent pour leur grand-père, ils respectent intuitivement cette tacite distance de sécurité.

❀ Une constitution **Oak** se fait de plus en plus apparente avec l'âge. Que les personnes soient de petite taille ou de haute stature, on leur reconnaîtra toujours une certaine *pesanteur terrienne*, soulignée souvent par la *charge de leurs responsabilités.*

En écoutant le bruit que fait un vieux chêne dans une tempête, on entend ce craquement spécifique qui rappelle une porte non graissée et qui grince. Ce symbole acoustique est représentatif des *articulations* d'une personne **Oak** d'un certain âge.

❀ Les patients de ce type présentent souvent des problèmes au niveau des *genoux* et des *hanches*, mais la *colonne vertébrale* et l'articulation des *épaules* peuvent aussi être touchées.

La fixité de ces personnes de ne vouloir entendre ce qui les dérange peut aboutir aussi à des problèmes d'ouïe. Leurs *osselets* peuvent se durcir et induire *graduellement* la *dureté d'oreille.*

D'autres traits de la typologie **Oak** sont le *courage*, l'*honnêteté* et la *taciturnité*; on peut déjà les observer chez les enfants. Ces personnes n'abandonnent jamais, ne perdent jamais courage, même si la vie les met devant des situations difficiles.

❀ **Oak** trouve toujours une solution pour se sortir d'embarras sans se mettre dans la dépendance d'autrui.

Oak – Résumé	
Comportement et psyché	**Zones corporelles sensibles**
Digne, vigoureux Accepte des responsabilités Sens de la justice Calme souverain Bon jugement Obstiné, discret, taciturne Aime la nature Rigidité Courageux, honnête, discret N'abandonne pas, ne perd pas courage	Genoux Articulations des hanches Dos Articulations des épaules Problèmes croissants d'ouïe
Indications préférentielles	
Constance et courage	

Crab Apple *(Pommier sauvage)*

❀ **Crab Apple** peut trouver deux types d'emplois : pour le nettoyage ou l'élimination d'une part, et en tant que remède constitutionnel de la pureté d'autre part.

Dans le domaine du *nettoyage*, **Crab Apple** dispose d'un large spectre d'action :

❀ En stimulant les *émonctoires ;* lors des *cures de jeûne ;* en tant que diaphorétique lors de *fièvres ;* en tant que fluidifiant et expectorant en cas de *rhumes* et de *toux ;* dans les *maladies infantiles* avec manifestations cutanées qui risquent de s'épancher vers l'intérieur de l'organisme ; pour provoquer une *crise salutaire des maladies de la peau* à travers un mécanisme d'élimination ; en cas de *diarrhées* ou de *vomissements.*

Dans tous ces cas, je préconise les modes d'utilisation les plus variés : la **prise journalière du flacon de dilution personnel**, la **méthode du verre d'eau** dans les cas aigus, le **spray nasal**, les **onctions, compresses, bains**.

Il faudra savoir que **Crab Apple** peut provoquer des *éruptions cutanées*, des *boutons* ou *furoncles*, quelle que soit la raison du choix de l'essence.

> Au-delà de son emploi sur le plan corporel, **Crab Apple** peut être utilisée dans un diffuseur posé dans la chambre d'un malade, ou dans tout autre pièce où il s'agit de *purifier* une atmosphère, dans les différents sens du terme.

Les personnes de la typologie de **Crab Apple** sont extrêmement *propres*. L'*hygiène* et l'*ordre* leur importent beaucoup. Si leurs attentes dans ces domaines sont insatisfaites, elles sont facilement dégoûtées. C'est notamment le cas pour la *nourriture* ; elles peuvent être dégoûtées par les fruits écrasés ou la glace qui coule dans l'emballage, la nourriture inappétissante, une assiette mal lavée ou une trace de rouge à lèvres sur une tasse. La compagnie d'une personne mal élevée à table peut leur gâcher l'appétit, tout comme le fait qu'on prenne quelque chose dans leur assiette avec une fourchette déjà utilisée ou qu'on partage leur verre.

❀ Même les *enfants* en très bas âge qui ont la constitution de **Crab Apple** font déjà preuve de *bonnes manières à table*.

Même si ces enfants ne savent pas encore manger avec des couverts et qu'ils utilisent les doigts, ils insistent pour avoir à côté deux une serviette pour s'essuyer les mains et la bouche. À ce propos, j'entends souvent la remarque dans mes séminaires que ces enfants ont été « dressés à la propreté ». C'est parfois le cas, mais certainement pas toujours. J'ai déjà vu des parents qui n'avaient certainement pas « dressé » leur enfant à la propreté et qui ont été fortement mis dans l'embarras par ses besoins impérieux de propreté. Ces enfants ont également le don de *se salir peu*, et si cela leur arrive, ils insistent pour qu'on les change immédiatement, qu'il s'agisse de vêtements ou d'une couche. Ils détestent aussi les couleurs qui permettent de peindre avec ses doigts.

Ces enfants ayant depuis toujours une *aversion contre la saleté* n'ont pas développé un système immunitaire suffisant qui les prémunisse contre les microbes.

❀ Les *maladies infectieuses* trouvent donc un terrain particulièrement favorable chez les personnes de la typologie **Crab Apple**.

Elles évitent les *foules* pour ne pas attraper toutes les maladies qui circulent, puisqu'elles considèrent les rassemblements humains prioritairement comme des bouillons de culture. Un de mes patients **Crab Apple** préférait aller au travail dans sa propre voiture, aux heures de pointe en perdant à chaque trajet une heure et demie, plutôt que de prendre les transports en commun qui faisaient le même parcours en vingt minutes. Si un membre de la famille tombe malade, les personnes **Crab Apple** s'investissent dans une désinfection totale de l'appartement, de la vaisselle aux toilettes, pour juguler l'épidémie menaçante. Elles *évitent*, par principe, les *toilettes publiques* qui les dégoûtent. Et si un jour elles doivent y recourir tout de même, il est certain qu'elles auront sur elles un spray désinfectant.

❀ La *sensualité* et la *sexualité* posent également problème à **Crab Apple**, puisqu'il s'agit pour elle avant tout d'échanges de microbes à haute dose.

Leurs relations doivent présenter tous les aspects esthétiques et hygiéniques voulus pour qu'elles puissent trouver leur épanouissement dans la vie affective.

J'ai déjà rencontré des femmes à qui l'*allaitement* était *insupportable* en raison du *dégoût* qu'elles en ressentaient.

<table>
<tr><th colspan="2">Crab Apple – Résumé</th></tr>
<tr><th>Comportement et psyché</th><th>Zones corporelles sensibles</th></tr>
<tr><td>Propre, net, ordonné
Est vite dégoûté
Est difficile à table
Petits enfants : manières de table très propres : ne se salissent pas
Aversion contre la saleté
Évite la foule
Évite les toilettes publiques
A avec lui un spray désinfectant</td><td>Procédés d'élimination
Cures de jeûne
Diaphorétique en cas de fièvre
Toux
Rhume
Favorise la sécrétion des muqueuses
Maladies infantiles aux éruptions cutanées
Diarrhées
Vomissements
Sensible aux microbes
Sexualité</td></tr>
<tr><th colspan="2">Indications préférentielles</th></tr>
<tr><td colspan="2">Nettoyage, éliminations
Remède constitutionnel de la pureté</td></tr>
</table>

L'excès d'emprise sur les autres

Chicory *(Chicorée sauvage)*

❀ Mechthild Scheffer a décrit la problématique de **Chicory** comme « la mère dépendante ». (En fait, M. Scheffer crédite une spécialiste anglaise de la méthode de Bach de cette expression ; N.D.T.). C'est-à-dire que **Chicory** représente une forme d'amour qui attend un retour. Moi-même, amatrice de bon café, comparerais plus volontiers **Chicory** au succédané du café, la chicorée, qui n'est rien d'autre qu'une tromperie plus ou moins réussie. On fait preuve d'affection et de tendresse, mais celles-ci ne sont en fin de compte qu'un subtil calcul personnel.

Toutes les maladies du type **Chicory** ont comme dénominateur commun de se produire *comme par hasard au moment le moins opportun* et de charger les autres en plus d'une mauvaise conscience. Il peut s'agir du mari qui a un malaise cardiaque le jour où sa femme, après vingt ans, recommence à travailler ; de la femme qui se détecte des nodules aux seins quand son mariage semble compromis ; de l'enfant qui tombe malade quand il doit aller chez une grand-mère ou chez des amis pour que ses parents puissent avoir un week-end à eux. Dans tous les cas semblables, on songera d'emblée à une problématique **Chicory**.

La situation se présente souvent ainsi : les parents expliquent à l'enfant dès lundi qu'il aura le plaisir de voir sa grand-mère en fin de semaine, parce qu'eux-mêmes devront s'absenter. Si l'enfant n'est pas d'accord avec cette proposition, il produira un accès de fièvre, des vomissements, ou toute autre maladie au moment précis du départ. Si la grand-mère ne veut pas s'occuper de l'enfant dans cet état, c'est le début d'un engrenage où les parents subiront sans cesse les caprices de leur enfant. En aucun cas, il ne faudra laisser paraître la *mauvaise conscience* qu'engendre cette situation.

Comparaison florale

Un enfant **Heather** qui n'accepte pas que ses parents partent sans lui en week-end leur fera sentir dès l'annonce et jusqu'au départ la nécessité de leur présence par un nombre imposant de petits malaises ou d'autres *faiblesses* rendant leur présence indispensable.

- Une grande partie des actions de **Chicory** est dictée par un plus ou moins grand *avantage personnel* qui en résulte.

Pour être juste, il faudrait dire que l'avantage personnel n'est pas la motivation exclusive de leurs actions, mais il ne saurait être sous-évalué. Les personnes **Chicory** se rendent bien compte quand les autres ont besoin d'aide ou d'attention. Elles rendent bien volontiers service en s'investissant complètement, elles aiment faire plaisir et prodiguer de l'aide en toute situation. Mais elles ne voient pas que l'amour qu'elles portent à autrui *enserre* celui-ci dans cette relation, ni qu'elles créent inconsciemment un lien d'interdépendance avec lui.

Quand les personnes **Chicory** ont elles-mêmes besoin d'aide et d'attention, quand elles se sentent seules, elles s'adressent aux autres, mais d'une manière qui fait dresser l'oreille. Bien que la demande soit formulée comme telle, le ton est si impérieux qu'elle est ressentie comme une *obligation*, un dû. D'ailleurs, l'accusation d'avoir tant fait pour l'autre et qu'on ne peut pas compter sur lui en retour ne laisse aucun doute.

- Ces personnes ont *investi* un grand capital d'amour dans l'autre, avec cœur et conviction, mais elles ne supportent pas que la *récompense* vienne sous une autre forme que prévu, ou à un tout autre moment.

- À côté des maladies qui se déclarent au plus mauvais moment, mais bien à propos, il existe chez la typologie **Chicory** d'autres maladies, caractérisées souvent par un phénomène de *rétention :* par exemple la *constipation*, des *difficultés à la miction*, des *règles retardées ou douloureuses*, des *maux de tête*, des *migraines*, et toutes sortes *d'allergies*.

J'avais une patiente, au terrain *a priori* hautement allergique. Il n'existait pratiquement aucun aliment sans risque d'allergie pour elle. Mais aussi étonnant que cela puisse paraître, elle mangeait de tout, avec bon appétit, et se réjouissait d'une assez bonne santé. Sauf quand son compagnon n'agissait pas selon son attente, elle faisait des crises d'allergie aiguës à la moindre bouchée de nourriture.

Chicory – Résumé	
Comportement et psyché	**Zones corporelles sensibles**
Maladies se déclarant au plus mauvais moment, mais fort à propos pour donner mauvaise conscience aux autres Aide intéressée Se préoccupe des autres Enserre les autres par ses prévenances Investit dans l'amour pour en récolter un retour	Constipation Problèmes de miction Règles retardées ou douloureuses Maux de tête Migraines Allergies
Indications préférentielles	
« La mère dépendante » Prévenances et manifestations d'amour pour les autres qui cachent un esprit de calcul	

Vervain (Verveine officinale)

❀ L'essence florale de **Vervain** s'adresse aux personnes qui exultent de joie de vivre.

C'est sans doute une personne **Vervain** qui a dit un jour qu'on aura tout le temps de *dormir* quand on sera mort.

❀ Le sommeil, effectivement, représente la plus petite fraction de temps dans la vie de **Vervain**, et déjà le petit enfant n'y fait pas exception.

Les *nourrissons* eux-mêmes de la constitution **Vervain** ont besoin de très peu de sommeil, et ils préfèrent de petits sommes au milieu du brouhaha général, pour être sûrs que rien ne leur échappe.

❀ La *nourriture* ne les intéresse guère plus. S'ils y accordent une certaine attention, ce n'est qu'au milieu de beaucoup de convives où la conversation va bon train.

Si ces conditions ne sont pas réunies, les personnes **Vervain** utilisent plutôt leur temps pour passer un coup de fil tout en jetant un coup d'œil sur la presse et en avalant rapidement la nourriture qu'elles ont sous la main, pourvu qu'elle soit bonne. Dans un tel contexte, leurs critères de jugement paraissent incompréhensibles, mais elles savent toujours si la nourriture est bonne ou non. De la même façon, les *enfants en bas âge* révèlent leur constitution **Vervain.** Ils sont assis à table, avec deux ou trois jouets à la main, qui les accaparent au point qu'ils n'ont ni le temps ni l'envie de s'intéresser à la nourriture.

La typologie **Vervain** fournit des personnes à l'enthousiasme débordant. Leur grand potentiel *d'énergie* leur permet de concrétiser leurs idées et idéaux. Mais en même temps, elles dépensent leur énergie sans compter.

❀ Un des plus fréquents problèmes de **Vervain** est l'épuisement, dû à leur incapacité à doser leurs dépenses énergétiques.

Un jour, nous avions une chienne de type **Vervain**. Elle aimait tellement la course que nous aurions pu la faire courir jusqu'à la mort. Elle s'est souvent dépensée au point de paraître moribonde le soir, pour se relever trépidante après deux jours et recommencer ses courses.
Les êtres humains de la constitution **Vervain** ont une vie tout aussi *excessive* ; ils expérimentent tout ce qui se présente à leur esprit.

Qu'ils parviennent ainsi souvent aux limites du possible, qu'ils le dépassent même parfois en se hasardant dans des entreprises qui feraient peur à d'autres est compréhensible.

❀ Les personnes **Vervain** aiment la *musique* et s'en trouvent stimulées.

Certains enfants se balancent au rythme de la musique qu'ils entendent, tout en continuant à jouer ; d'autres sont énervés ou, au contraire, calmés par la musique.

Certaines vedettes populaires de la constitution **Vervain** ont un véritable charisme qui *entraîne* les autres. Malgré tous leurs excès au niveau de leur mode de vie, des drogues, des scandales financiers, ou d'autres escapades qui les font vivre leur vie à fond, elles parviennent toujours à se régénérer, et leur conduite autodestructrice laisse en fin de compte peu de traces.

D'autres sont des *démagogues* nés, indépendamment des opinions qu'ils professent ; et ceux qui les suivent par enthousiasme aveugle sont également de la typologie **Vervain**.

❀ Les personnes **Vervain** ont une incroyable *envie de vivre*. Elles refusent de payer leur tribut à la mort aussi longtemps qu'elles peuvent trouver une échappatoire.

J'ai vu un jour un petit garçon de six ans – un enfant typiquement **Vervain** – après un grave accident. Il était dans le coma et relié à un appareil de respiration artificielle. Même dans cet état, il réussissait à souffler contre la machine. L'enfant luttait pour sa survie durant cinq ou six semaines, ce qui était inimaginable compte tenu de son état. Parfois, je me demande si quelqu'un est de type **Vervain** parce qu'au fond de lui il sait qu'il n'a pas beaucoup de temps à vivre ; ou si c'est au contraire la typologie **Vervain** qui abrège souvent sa vie, notamment par accident.

Les personnes du type **Vervain** sont sous *tension intérieure* permanente. La fixité de leurs idées et leur besoin incoercible d'y convertir leurs semblables leur font souvent dépasser les bornes.

❀ Cette tension est due à leur exaltation, à leur zèle excessif, et elle se maintient jusqu'à ce que le but soit atteint.

La barre de leurs objectifs ou exigences est mise si haute, leur appétit de vivre est si impérieux que les personnes **Vervain** ne peuvent se libérer que difficilement de leur tension intérieure.

❀ Il en résulte souvent des *tensions des muscles* au niveau des *épaules* et de la *nuque*.

Comparaison florale

Contrairement à la typologie **Impatiens**, le type **Vervain** a besoin d'un *public* sur lequel il puisse déverser son débordant élan vital. **Impatiens** peut vivre sa vivacité tout à fait pour lui-même, avec l'avantage que personne ne peut le contrarier et interférer avec son (rapide) *rythme de vie*.

Vervain – Résumé	
Comportement et psyché	**Zones corporelles sensibles**
A besoin de peu de sommeil Accorde peu de temps aux repas Épuisement total du fait d'une dépense énergétique sans bornes Excessif, expérimente tout, prend des risques inconsidérés Aime la musique Entraîne les autres, a besoin d'un public Démagogue Veut vivre la vie à fond Meurt souvent prématurément, la plupart du temps d'accident	Tensions dans les muscles des épaules et de la nuque
Indications préférentielles	
Envie de vivre exacerbée	

Vine *(Vigne)*

❀ **Vine** signe la typologie de la dureté.

Regardons un plant de vigne dans sa typologie. Contrairement aux autres plantes grimpantes de la série des essences florales de Bach, **Clematis, Honeysuckle** et **Wild Rose, Vine** ne s'enroule pas autour de ses tuteurs au moyen de ses branches, mais à l'aide de crochets. Au printemps, quand **Vine** forme ses nouvelles pousses, on peut apercevoir les vrilles spiralées, vert tendre, grâce auxquelles elle s'attache au treillage. Quand on taille la vigne en automne, ces vrilles se sont lignifiées ; leur dureté oblige à les casser ou à les couper si on veut les détacher de leur support.

À l'image de la dureté du cep de vigne, aux attaches inflexibles, les personnes de la typologie **Vine** s'accrochent au pouvoir et mettent en échec leur entourage.

❀ Elles se caractérisent par une *inflexibilité* et une *implacabilité* sur le plan psychoémotionnel.

Il s'agit de *dominateurs* qui paraissent souvent durs et *cruels*, et qui portent effectivement ce potentiel en eux.

❀ Sans compréhension, attention ou égards pour les autres, ils attendent au contraire que les autres en fassent preuve envers eux.

Il ne s'agit pas d'un désir, mais d'une *exigence*, avec toutes les conséquences que l'on peut s'imaginer si elle n'est pas satisfaite. Pour la typologie **Vine**, l'entourage tout entier est purement fonctionnel, qu'il s'agisse de la mère, de l'épouse, des enfants, des amis ou des animaux. Leur rôle consiste à satisfaire exclusivement les besoins de **Vine**, et pour *maintenir le système*, tous les moyens lui sont bons. Ceux-ci vont de la manipulation subtile à la cruauté psychologique et jusqu'à la brutalité physique. Plus son vis-à-vis est *faible*, moins elle a de *scrupules*.

❀ **Vine** manifeste ici une de ses caractéristiques principales : elle est extrêmement *lâche*. Face à de plus fortes personnalités, elle sera toujours *amène* et *prévenante*.

Cette attitude de faire des révérences envers les forts tout en écrasant les faibles est éloquemment illustrée par le héros d'un roman d'Henri Mann, Diederich Heßling. J'ai connu un gardien qui faisait l'unanimité chez les hommes : ils le trouvaient tous aimable et poli. Mais les femmes en fournissaient un tout autre portrait : elles le trouvaient répugnant sans exception. Il était cependant très bon avec les animaux. Il s'agissait ici du même mécanisme, le système qui fait qu'on se crée une hiérarchie de valeurs : fort et faible, estimable ou méprisable.

❀ La négativité de **Vine** ne devient manifeste qu'au moment où **Vine** est obligée de cacher ses *faiblesses* et ses *incertitudes.*

Suivant son propre tempérament, elle pense qu'en avouant une faiblesse, elle se fera nécessairement dominer. Afin d'y échapper, elle cache ses soucis et besoins sous une attitude autoritaire et tyrannique.

En étudiant la vie des personnes du type **Vine**, à commencer par les despotes de l'histoire jusqu'aux récits de nos contemporains, on s'aperçoit que toutes ces personnes n'ont jamais reçu *l'amour*, la *tendresse* et l'*attention* dont elles avaient besoin, même en étant enfants. Mais c'est précisément cela qu'elles désirent au plus profond d'elles-mêmes.

❀ Souvent, au contraire, elles ont fait des expériences dévalorisantes, dégradantes ou traumatisantes, et emploient maintenant tout leur pouvoir pour ne plus jamais subir le même sort.

Dans un de ses ouvrages, la psychanalyste Alice Miller a fourni la biographie de deux personnages, Adolf Hitler et Jürgen Bartsch, un assassin d'enfants, qui tous les deux ont amplifié à l'extrême en les appliquant aux autres les humiliations et rabaissements dont ils avaient eux-mêmes été l'objet durant leur enfance.

Un de mes petits patients commençait à développer un comportement **Vine** alors qu'il n'avait même pas un an. Au fur et à mesure qu'il grandissait, sa *tyrannie* envers sa mère et ses frères et sœurs augmentait, même s'il devait inventer des stratagèmes de toutes pièces. Personne ne pouvait comprendre l'évolution de cet enfant, puisqu'aussi bien les parents que les autres enfants lui accordaient toute leur affection. Le seul détail de son parcours qui le différenciait de ses frères et sœurs était le fait qu'il était tombé de son petit lit à l'âge d'un ou de deux jours. La chute s'était faite d'une hauteur d'environ un mètre et demi, mais n'avait entraîné aucun dommage, ni fracture, ni blessure, ni commotion cérébrale.

Mais c'est peut-être cet incident qui peut fournir l'explication du développement ultérieur :

- La **chute** a activé l'**aspect négatif** de sa constitution ; elle lui a communiqué la sensation qu'il lui fallait se cramponner aux autres pour ne plus subir le même sort.

Les personnes de la constitution **Vine** aiment les *positions dirigeantes*, et elles en auraient l'aptitude si en même temps elles n'étaient pas aussi inflexibles, sans scrupule et lâches.

- Elles engrangent toutes les louanges pour leur propre compte, cependant qu'il leur faut absolument un bouc émissaire quand une affaire a mal tourné.

On peut souvent observer ce comportement chez les enfants ou les adolescents : en tant que meneurs, ils incitent leurs camarades à des délits plus ou moins graves, mais disparaissent dès qu'on demande des comptes.

- Dans le domaine des pathologies, l'état de **Vine** se traduit par des *douleurs dans les articulations*, l'*immobilisme* et le *raidissement*, des *problèmes coronariens*, ainsi que des *douleurs au niveau du duodénum*.

Vine – Résumé	
Comportement et psyché	**Zones corporelles sensibles**
Inflexibilité, implacabilité Dominateur, dur, cruel, négatif Manque de compréhension, d'attention ou d'égards pour les autres Tyrannique Obséquieux envers les supérieurs, humiliant envers les inférieurs	Articulations douloureuses Immobilisme, raidissement Problèmes coronariens Douleurs au niveau du duodénum
Indications préférentielles	
Remède contre la dureté et l'implacabilité	

Beech *(Hêtre)*

❀ **Beech** est l'essence florale de l'intolérance et de la susceptibilité.

Le hêtre a besoin d'un climat frais et humide. Son écorce est mince, et ses racines s'étalent à si faible profondeur dans le sol qu'elles courent le risque de se dessécher quand la chaleur et l'incidence solaire sont trop intenses. Pour parer ce danger, le hêtre se garnit du printemps à l'automne d'un feuillage si épais et si impénétrable aux rayons solaires que son tronc et son système racinaire sont protégés du dessèchement.

L'emploi **médicinal du hêtre** se limitait traditionnellement à l'usage de sa feuille fraîche. L'action rafraîchissante de la feuille, posée à même une paupière enflée ou un orgelet, produisait un soulagement rapide. [En fait, le bois du hêtre fournit la créosote officinale du Codex français, et ses faines une huile alimentaire très fine. N.D.T.]

En transposant ces caractéristiques sur l'homme, nous sommes devant une personne dont le système émotionnel est hypersensible et qui manque de protection face aux influences extérieures. Une telle personne doit développer des mécanismes pour se prémunir contre son *hypersensibilité émotionnelle*.

❀ Pour la typologie **Beech**, la meilleure défense est l'attaque, et son *œil scrutateur* lui offre la meilleure arme.

Les personnes **Beech** diagnostiquent au premier coup d'œil les défauts et les faiblesses des autres, et elles se servent de cette capacité comme d'une arme redoutable. Si l'on reçoit en consultation un patient **Beech** et qu'on ose émettre une critique si faible soit-elle par rapport à lui, la réaction ne se laisse pas attendre.

❀ Il réfute la critique avec une froideur si déterminée, en la couplant d'une contre-attaque en règle, qu'on peut parfois douter de sa propre perception.

On retrouve ce schéma de comportement chez les adolescents, au moment de la puberté.

❀ Beaucoup de personnes vivent une phase **Beech** au moment de leur *puberté.*

Dans ces moments, elles sont peu sûres d'elles, hypersensibles, susceptibles, pleurent pour un rien et se mettent en colère de s'être laissé décontenancer à ce point. Moins ces jeunes se sentent bien dans leur peau, plus ils le font sentir à leur entourage qui se compose habituellement des parents ou des frères et sœurs qui, en fait, sont les personnes qui les contrarient le moins. Mais pour un adolescent dans cette phase, leur simple présence est déjà une contrariété.

❀ L'*acné* est un autre problème de la puberté.

Les jeunes qui en sont atteints en souffrent, parce qu'ils se trouvent profondément laids.

Mais cette peau irritée et inesthétique leur fournit inconsciemment un prétexte pour éviter une trop grande proximité. L'acné peut avoir des poussées spectaculaires juste avant certaines fêtes ou d'autres rencontres importantes, car plus le désir de l'autre augmente, plus la peur de la rencontre augmente aussi.

❀ Les *problèmes cutanés* sont récurrents chez les adultes de type **Beech**. Ils signent toujours la *vulnérabilité émotionnelle* et subissent une recrudescence chaque fois que ces personnes veulent particulièrement plaire.

Elles sont particulièrement sensibles à certains *détergents*, *produits de soins*, *cosmétiques*, *lainages* ou *tissus.*

Cette sensibilité peut aussi s'exprimer à travers des *allergies* auxquelles est consacré le chapitre suivant.

❀ Sur le plan verbal, il est intéressant de noter que ces personnes se disent souvent « allergiques » à tout ce qui ne leur convient pas chez les autres, bien qu'il ne s'agisse nullement d'allergies au sens clinique du terme.

Il peut s'agir de disputes, de bêtise, de paresse, de mauvaises manières, de négligence, d'extrémisme de droite, d'extrémisme de gauche, de « mangeurs de céréales », de petits-bourgeois, d'étrangers, etc.

❀ Les « allergies » représentent ici tout un éventail de préjugés.

On songera également à une typologie **Beech** chez les personnes qui se disent tolérantes, libérales et ouvertes et qui ne supportent pas l'*intolérance* des autres.

❀ Sur le plan physique, le type **Beech** se signale par une sensibilité accrue au niveau des *genoux*, des *articulations des doigts des mains* et *des pieds*, des *poignets* et des *coudes*.

Il s'agit des zones de croissance lors de la puberté qui peuvent à ce moment poser problème. Chez l'adulte, ces zones peuvent devenir douloureuses par un excès ou un manque de liquide synovial, ou par l'accès de *rhumatismes* et de *goutte*.

Beech – Résumé	
Comportement et psyché	**Zones corporelles préférentielles**
Grande émotivité, vulnérabilité émotionnelle Vision pénétrante Reconnaît immédiatement les défauts et les faiblesses des autres Tranchant en réfutant les critiques Peur de trop d'intimité Sensible aux détergents, produits de soins, cosmétiques, laines, tissus Ne supporte pas l'intolérance	Acné lors de la puberté Peau Allergies Genoux Articulations des doigts de la main et des pieds Poignets Coudes Rhumatismes Goutte
Indications préférentielles	
Intolérance et trop grande vulnérabilité émotionnelle	

Les allergies

Tout praticien rencontre dans sa clientèle des problèmes d'allergies, soit comme symptôme principal, soit comme symptôme secondaire.

Lors d'une étude réalisée à la clinique universitaire de Vienne, on a tenté de démontrer l'origine *psychosomatique* des **allergies**. L'étude n'incluait pas d'éventuelles incompatibilités médicamenteuses. Les patients plongés en sommeil profond ou sous anesthésie totale ont été mis en contact avec leur allergène ; aucune réaction n'a été enregistrée. Il s'ensuit qu'au moins la conscience de veille doit être active pour qu'une réaction allergique puisse avoir lieu.

❀ Devant ce fait, il paraît cohérent de traiter une **allergie** en tenant compte de son **contenu symbolique**. On recherchera également les **signes** d'une éventuelle **carence affective**, comme je l'ai indiqué dans le chapitre de **Heather** à propos d'une patiente qui souffrait d'allergies alimentaires.

Dans ce contexte, on notera l'apparition subite des allergies contre le *latex* des préservatifs.

Comme nous l'avons vu jusqu'à présent, chaque plante se caractérise par un principe personnel. Il en est de même pour les animaux, certaines fibres textiles, et même pour les tissus synthétiques, dont la matière représente un certain principe, ou que le patient met en relation symbolique avec un certain principe.

❀ Dans tous ces cas d'allergie, il s'agit d'une *intolérance* et d'une *agression par rapport à une matière*, qu'elle soit d'origine naturelle ou synthétique, comme je l'ai fait remarquer à propos des personnes **Beech** qui se croient allergiques à un grand nombre de substances.

Les **allergènes naturels** sont par exemple le pollen, la poussière, les animaux, les agrumes, les céréales, le lait, et bien d'autres. Parmi les

allergènes synthétiques, on peut classer les formaldéhydes, les produits de conservation et les détergents.

> En raison de l'intolérance caractéristique de **Beech**, on associera cette essence florale à toutes les manifestations allergiques. Si l'*allergène est d'ordre naturel*, on peut combiner **Holly** avec Beech. Si, au contraire l'*allergène est d'ordre synthétique*, j'emploie l'essence florale **d'Arnica**, puisqu'Arnica peut résorber les traumatismes dus à une intoxication.

Pour bien se représenter le *traumatisme* chronique que peut subir un organisme, on songera à une personne qui est *professionnellement* en contact permanent avec des *produits chimiques*, aussi bien au niveau de la peau que des organes respiratoires. On comprendra qu'à la longue, aucun organisme ne pourra neutraliser une telle charge de substances chimiques.

❀ C'est pourquoi l'essence californienne d'**Arnica** trouve ici son application, puisqu'elle permet d'éliminer les toxines et de résorber ainsi le traumatisme physiologique.

On se trouve cependant souvent confronté au fait que la seule thérapie efficace consisterait à éviter tout contact avec les allergènes. Cette solution est souvent inenvisageable, pensons par exemple à un enfant souffrant de faux croup et qui habite dans une grande ville polluée, ou à des personnes qui devraient renoncer à leur métier.

> Il faut également rechercher si l'allergie est due aux *substances chimiques* elles-mêmes ou si elle est en fait l'expression d'un *conflit personnel ou professionnel*.

Je ne peux que souligner l'importance de cette recherche pour que l'allergie puisse être traitée avec succès.

Il se pourrait par exemple qu'une personne qui *aime* son métier de chimiste fasse un transfert sur un allergène de substitution afin de ne pas mettre en péril sa situation professionnelle. Le même mécanisme peut être à l'œuvre chez une personne qui ne se *séparerait pour rien au monde de son chien*. Il s'agit bien sûr de mécanismes totalement inconscients.

❀ Les allergies aux *substances naturelles* sont souvent plus difficiles à soigner que les allergies aux *substances synthétiques*.

Il faut tenter de déterminer la charge environnante globale dont un patient est l'objet. Parfois, son organisme est « intoxiqué » à un point tel que le contact avec un chat ou des plantes n'est que la goutte d'eau qui fait déborder le vase de sa sensibilité.

Comme déjà mentionné, chaque *plante*, chaque *animal*, chaque *aliment* possède un principe propre qui a **valeur de symbole**.

❀ C'est dans le symbole que réside le **véritable allergène**.

Si l'on parvient à trouver le symbolisme d'une plante ou d'un animal, tel qu'il est vécu par le patient, on se rend compte que le point de sensibilité psychique de celui-ci se situe précisément à ce niveau.

❀ Le traitement se fera donc en fonction de ce **point de sensibilité psychique**, quelle que soit la forme sous laquelle il se manifeste.

Il est certes très intéressant de chercher le fil d'Ariane qui permet d'aboutir à la symbolique et au principe de l'allergène, mais cette recherche représente en même temps une lourde charge de travail. Cependant, il n'est point nécessaire d'avoir étudié en détail toute cette thématique, il suffit d'avoir les sources adéquates sous la main.

Pour la **recherche**, notamment dans les cas d'**allergies liées aux animaux,** je procède ainsi :

1. Je recherche dans un *dictionnaire des symboles* le **symbolisme attaché à l'allergène**.

2. Je regarde ensuite dans le *Répertoire de Kent*, sous la rubrique des **symptomatologies psychiques**, s'il existe un remède homéopathique dont la description correspond à la réaction allergique telle qu'elle est décrite par le patient.
3. Parmi l'énumération des symptômes dans ces *monographies homéopathiques*, je sélectionne ceux qui ont trait aux états d'âme. Ce sont eux qui me guident ensuite vers le choix des **essences florales** adéquates.

Lors de l'entretien suivant, j'affine mon choix des essences en procédant par **comparaisons florales**.

❀ Beaucoup d'allergies aux plantes, arbres ou légumes peuvent être traitées actuellement avec l'**essence florale** de la **plante** qui est responsable de l'allergie.

Par ce biais, le patient se trouve confronté à son allergie sur un tout autre niveau. Il n'est toutefois pas toujours utile de l'en informer, afin de ne pas déclencher une réaction de méfiance.

Si l'on préfère néanmoins informer le patient des éléments de son mélange d'essences florales, il sera utile d'y ajouter :

❀ L'essence de **Sweet Chestnut**, pour lui faciliter la prise de conscience et l'affrontement de son problème d'allergie spécifique. Cependant, en restant dans l'ignorance, sa confrontation avec le problème sera beaucoup moins simple et spontanée.

Rock Water *(Eau de roche)*

❀ Parmi les essences florales de Bach, **Rock Water** est présentée comme l'essence de la rigidité des principes. Cet aspect n'est cependant que le résultat d'une évolution, et non son aspect constitutionnel.

Représentons-nous une source : l'eau jaillissante, tourbillonnante, impétueuse se fraye un chemin des entrailles de la terre vers la surface. Elle doit creuser un lit pour s'y écouler et ne pas être réabsorbée immédiatement par la terre. Ce lit ne sera jamais en ligne droite, mais prendra des méandres en fonction du volume d'eau déversé. C'est l'homme qui a modifié ce cours, au double sens du terme, lorsque ses programmes de rentabilisation économique ont rendu rectilignes les rivières et les fleuves, et ainsi entravé la vivacité et la vitalité de la nature.

En transposant l'image de cette source et de son élément – l'eau – à l'homme, nous sommes en présence d'une personne à *forte sensibilité*, *passionnée*, *exubérante*.

❀ Cette personne peut se laisser porter – en entraînant les autres avec lui – par les flots de ses sentiments ; mais elle courra aussi un grand risque de dériver et de sombrer dans les profondeurs de ses sentiments.

Les manifestations émotionnelles, qu'elles soient joyeuses ou mélancoliques, trouvent souvent la réprobation de la société. Celle-ci érige des digues et des barrières pour ne pas être *submergée* ou, pire, *engloutie* par une personne de la typologie **Rock Water**. **Rock Water** sera donc repoussée et contenue, jusqu'à ce que l'exubérance de ses sentiments ne dérange plus personne. Il s'agit du nivellement de sa personnalité – à l'image du nivellement des cours d'eau – qu'elle a subi de la part de tiers, mais dont elle est elle-même trop souvent l'artisane :

❀ Tous ses sentiments ont été endigués, canalisés, contenus, et de *peur de perdre le contrôle* de ses sentiments, la personne **Rock Water** préfère s'en tenir à la voie droite prescrite. Tout débordement lui est contraire.

La vie d'une telle personne suit des *règles* et des *principes* précis.

❀ Une personne **Rock Water** s'est souvent fixé un programme journalier dont la plus petite variante lui paraît impossible.

Elle prétexte souvent des raisons d'hygiène de vie pour expliquer le rythme de ses faits journaliers. Elle maintient ce mode de vie *structuré* dans ses moindres détails, même si elle parvient à peine à s'y conformer, et même au prix d'en devenir esclave. Pour cette personne, *structure* est égale à *sécurité;* grâce à cette sécurité, elle espère contenir la vie et ses risques.

Les vacances en compagnie d'une personne **Rock Water** ne réservent guère de surprises, sauf cas de force majeure. Tout est fixé d'avance, les étapes, les hôtels, les visites des musées, les tables pour le dîner, etc. L'imprévu, sous forme d'une panne de voiture ou d'une grève des gardiens de musée par exemple, est abhorré.

❀ Quel que soit l'événement qui renverse l'organisation établie, une personne **Rock Water** en est déstabilisée elle-même, parce qu'elle *manque de flexibilité* pour modifier son programme. Une *visite* chez elle *à l'improviste* ne lui fera guère plaisir, parce qu'elle perturbe le planning établi.

Comparaison florale

Les personnes **Beech** craignent d'être blessées dans leur sensibilité, cependant que **Rock Water** craint l'exubérance de ses propres émotions.

Les personnes **Rock Water** ont tendance à faire tout *à l'excès:* il peut s'agir du yoga, de régimes alimentaires ou d'autres disciplines physiques ou spirituelles.

❀ Cette rigidité dans le mode de vie engendre à la longue une *inflexibilité physique*, des problèmes au niveau de la *nuque* et du *dos*, des problèmes au niveau des *disques intervertébraux*, un *manque de souplesse* des *articulations.*

Le manque de souplesse des articulations résulte souvent d'une insuffisance de liquide synovial. Le *dessèchement*, une *peau sèche* ou des *muqueuses sèches* peuvent également résulter d'une constitution ou d'une phase passagère de **Rock Water**.

Rock Water – Résumé	
Comportement et psyché	**Zones corporelles sensibles**
Forte sensibilité, passionné, exubérant Soumet sa vie à des règles et des principes sévères Programme journalier rigide Emploi du temps fixe Structuré, inflexible Craint l'exubérance de ses propres émotions Peut pousser sa discipline à l'extrême	Nuque Dos Disques intervertébraux Raideur des articulations Dessèchement général Peau sèche Dessèchement des muqueuses
Indications préférentielles	
Inflexibilité dans les principes	

Du Bien et du Mal

Khalil Gibran, in *Le Prophète*

Et l'un des anciens de la cité dit :
« Parle-nous du Bien et du Mal. »
Et il répondit :
« Je peux parler du Bien qui est en vous, mais non du Mal,
Car qu'est-ce que le Mal sinon le Bien torturé par sa propre faim et soif ?
En vérité, quand le Bien a faim, il recherche sa nourriture jusque dans de sombres caves, et lorsqu'il a soif, il boit même des eaux mortes.

Vous êtes bons lorsque vous êtes unis avec vous-mêmes.
Pourtant, lorsque vous n'êtes pas unis en vous-mêmes, vous n'êtes pas mauvais.
Car une maison désunie n'est pas un repaire de voleurs ; elle n'est qu'une maison désunie.
Et un navire sans gouvernail peut dériver aux abords d'îles périlleuses sans pour autant faire naufrage de corps et biens.

Vous êtes bons lorsque vous tentez de donner de vous-mêmes.
Mais vous n'êtes pas mauvais lorsque vous cherchez le gain pour vous-mêmes.
Car lorsque vous recherchez ainsi du gain, vous n'êtes qu'une racine qui s'agrippe à la terre et suce son sein.

Le fruit ne peut certes pas dire à la racine :
« Sois comme moi, mûre et pleine et donnant toujours à profusion. »
Car pour le fruit donner est un besoin de même que recevoir s'avère un besoin pour la racine.

Vous êtes bons lorsque dans votre discours, vous êtes éveillés.
Cependant vous n'êtes pas mauvais quand vous dormez alors que votre langue discourt sans but ni raison.
Et même un discours hésitant peut fortifier une langue débile.

Vous êtes bons lorsque vous marchez vers votre but avec fermeté et d'un pas hardi.
Cependant vous n'êtes pas mauvais lorsque vous y allez en boitant.
Même ceux qui boitent ne vont pas en arrière.
Mais vous qui êtes forts et agiles, faites attention de ne pas claudiquer devant des boiteux, en croyant bien faire.
Vous vous révélez bons dans d'innombrables chemins et vous n'êtes pas mauvais lorsque vous ne vous montrez pas bons, vous ne faites que traîner et stagner.
Il est dommage que les cerfs ne puissent apprendre la vélocité aux tortues.
Dans votre aspiration vers votre moi supérieur, se trouve votre bonté : et cette attente existe en vous tous.
Mais chez certains le désir de progresser est un torrent qui se rue avec puissance vers la mer, en emportant les secrets des collines et les chants des forêts.
Et chez d'autres c'est un petit ruisseau qui se perd en méandres et en courbes et traîne son cours jusqu'au rivage.
Mais ne laissez pas celui qui aspire à aller loin dire à celui qui veut peu : « Pourquoi es-tu si lent et hésitant ? »

Car les êtres vraiment bons ne demandent pas à ceux qui sont nus : « Où sont vos vêtements ? » ni aux sans-abri : « Qu'est-il arrivé à votre maison ? »

CHAPITRE III

Les essences florales et la thérapie familiale systémique

(Wolfgang Fink)

L'INTERACTION ENTRE LA THÉRAPIE FAMILIALE SYSTÉMIQUE ET LES ESSENCES FLORALES

À première vue, rien ne semble relier la thérapie familiale systémique à la thérapie par les essences florales de Bach, tant les deux approches sont différentes. Edward Bach utilise le potentiel thérapeutique du règne végétal, alors que la matière première du thérapeute familial provient du « système famille », à travers les énergies émotionnelles qui y sont à l'œuvre.

Cependant, les deux thérapies se donnent pour but de **guérir une âme malade** ; les deux thérapies peuvent également poser la pierre d'angle pour une guérison à plus long terme au niveau du corps physique.

En tant que système relationnel, la famille représente une structure où diverses *influences psychoénergétiques se rencontrent*, afin que chaque membre de la famille reçoive des autres le renvoi de son image qui lui permet de découvrir sa propre personnalité. Vu sous cet angle, il est évident que l'apport simultané de l'*énergie des essences florales* ne saurait être que bénéfique.

La **thérapie familiale** systémique dispose d'une grande expérience pratique au niveau des processus intrapsychiques, de même qu'elle connaît les formes multiples des dynamiques relationnelles. En outre, elle est basée sur des techniques dont la thérapie florale pourra tirer avantage.

Il n'est donc pas étonnant que le hasard m'ait fait rencontrer Béatrice Mark. Nous avons eu réciproquement le désir d'échanger et de combiner nos expériences et nos méthodes de travail.

Je me propose d'exposer ici mon concept philosophique et thérapeutique, en y intégrant les idées de Bach. J'énoncerai ensuite le concept de base de la dynamique du couple et de la famille. Je serai volontairement bref, et la brièveté même de mes propos pourra les faire paraître communs. Mais je sais par expérience que l'âme est beaucoup moins complexe que le mental ne se l'imagine, de sorte que la concision d'un propos le rend souvent plus compréhensible qu'un long discours.

Les concordances philosophiques entre la thérapie familiale systémique et les essences florales

Dans les pensées qui vont suivre, j'élargis le concept initial – théorique et psychologique – de la thérapie familiale systémique. Il s'agit de mon concept personnel, tel qu'il s'est développé à travers mon expérience professionnelle et mon évolution intérieure. J'y recense les correspondances dont d'innombrables consultations m'ont fait entrevoir les connexions, et j'y ai intégré également certaines données de l'*astrologie psychologique*. La combinaison de ces deux approches m'a déjà fourni de très bons résultats dans la pratique.

En ajoutant maintenant comme *troisième* composante les essences florales, on obtient une synergie où le résultat est plus que la somme des détails.

- ❀ En combinant les ressources de la **thérapie familiale**, de l'**astrologie** et des **essences florales**, on crée un processus dynamique où chacun des trois domaines pourra enrichir les deux autres.

J'adopterai comme postulat de base les cinq principes thérapeutiques de Bach, décrits page 20 et suivantes. Il est hors de doute que l'être humain soit doté d'une âme et que ce soit cette âme qui imprime sa dynamique au corps.

- ❀ L'**âme** est à la fois source de vie et mémoire. Elle a enregistré toutes les expériences faites par l'être humain sur son chemin, y compris les expériences refoulées.

L'expérience prouve abondamment qu'à partir d'un certain degré d'intensité, variable selon chaque personne, une **blessure** ou un **traumatisme**

de l'âme se manifeste par une maladie au niveau corporel. La souffrance de l'âme trouve son expression dans la matière.

Cela signifie que les *symptômes physiques* représentent la solution adoptée jusqu'à présent pour *résoudre* un problème. Si l'on tente de débarrasser le patient de ses symptômes, en admettant que cela soit possible, celui-ci devra trouver un *nouvel équilibre* entre son *corps* et sa *psyché*. Il en résulte habituellement un déplacement des symptômes. On peut se représenter ce mécanisme comme un mobile extrêmement sensible dont l'équilibre chavire dès qu'on ôte un de ses éléments.

❀ Le travail du thérapeute consiste à réagencer l'équilibre du mobile en tenant compte de toute l'individualité de la personne, afin que celle-ci puisse se réajuster au *processus de transformation* suivant ses propres possibilités et son rythme personnel.

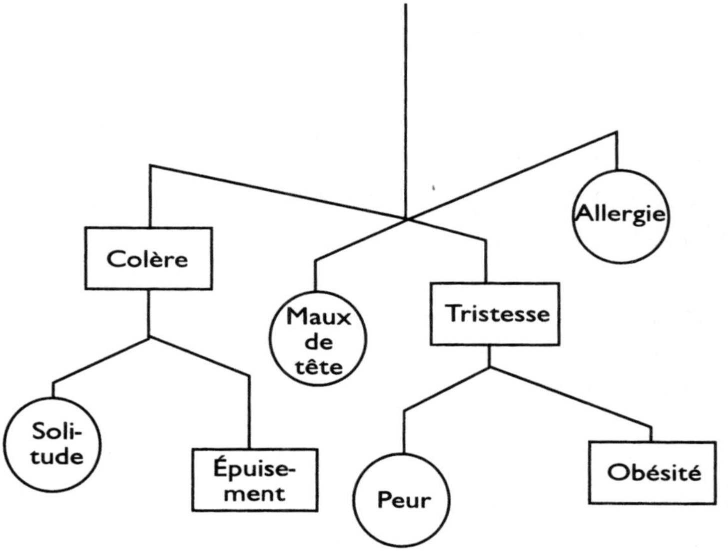

Fig. 1

Un fin réseau relationnel existe entre le corps et l'âme.

Quand Bach dit que l'être humain doit agir en concordance avec son âme (point 4), et que le développement de son âme n'est terminé qu'après être parvenu à la clarté et la pureté (point 3), de même que sa vie dans le monde de la polarité est une opportunité pour son perfectionnement (point 2), il s'ensuit que :

❀ Les **blessures de l'âme** doivent trouver guérison.

Il se pose ici la question : Qu'est-ce la *guérison de l'âme* et comment peut-elle être activée ? Combattre directement le symptôme psychique ne sera pas plus couronné de succès que *combattre* directement un *symptôme physique.*

Se dire par exemple : « Je suis extrêmement calme » quand intérieurement on bout de colère n'est rien d'autre qu'une médication contre des émotions indésirables. À la longue, il peut s'ensuivre le refoulement de tous les sentiments désapprouvés.

Guérir, retrouver son unité, devenir soi-même, suppose la **résorption des éléments refoulés et l'acceptation de ses parts d'ombre.**

Ce n'est qu'en intégrant les parties de sa personnalité qu'il n'aime pas que l'homme peut *s'unifier*, c'est-à-dire devenir un. C'est ici que se pose un dilemme, surtout à travers les divers systèmes moraux qui récusent ou désapprouvent certains états d'être ou certains sentiments négatifs. Qui ne connaît pas les phrases telles que :

❀ « Cela ne se fait pas ! »,
❀ « Il faut faire... »,
❀ « Sois bon ! »,
❀ « Sois ouvert ! »,
❀ « Dévoue-toi ! » ?

Ces exhortations, qui sont vécues comme autant d'ordres, font que le pôle opposé de ces sentiments n'est pas vécu, comme par exemple :

- la colère,
- le renfrognement,
- la tristesse,
- l'égocentrisme.

Les préceptes moraux et d'autres images idéalisantes engendrent le même *mécanisme de refoulement* que les affirmations antinomiques (« Je suis calme... »), puisque la personne ne peut montrer ses émotions et sa personnalité sous leur vrai jour. Pour se faire reconnaître et aimer, elle *nie* certaines parties d'elle-même en tentant de correspondre à l'image qu'on lui projette.

- Cet homme « bon », cet homme « normal » est prisonnier de son système de valeurs.

Il aura donc deux attitudes possibles : il pourra être très vulnérable ou, au contraire, il jouera l'homme tolérant pour éviter des blessures émotionnelles quand d'autres contreviennent à son propre système de valeurs. En d'autres termes, il souffre (latin *tolerare* = « endurer, supporter ») du fait que les autres ne correspondent pas à son image idéale.

Les agressions constituent un domaine particulièrement délicat à manier. Ce fait est d'autant plus étonnant que la traduction directe de *aggredere* signifie « venir au-devant », « prendre en main ». Aucun des deux termes n'implique *a priori* un caractère menaçant. [Le mot allemand *angreifen* a deux significations : premièrement « toucher », « prendre en main » – de *greifen*, « saisir » ; deuxièmement « attaquer » ; *der Angriff* « l'attaque », au sens militaire ou criminalistique du terme, par exemple l'attaque d'un fourgon blindé. L'ouvrage *Les mots latins*, de F. Martin, donne bien « attaquer » pour *aggredi*. N.D.T.] Cependant, cette approche ou mise en contact avec son âme est souvent évitée, puisque celui qui souhaiterait aborder son âme devrait en même temps passer par des étapes de colère ou d'autres sentiments ou schémas comportementaux réprouvés.

Il s'ensuit que nous devons abandonner nos systèmes de *valeurs/jugements* si nous voulons **intégrer nos parts d'ombre** et puiser dans les ressources qu'elles nous offrent.

Ainsi :

- Le jour n'est pas mieux que la nuit.
- Le pacifisme n'est pas mieux que la colère.
- Le soleil n'est pas mieux que la lune.
- Le bien n'est pas mieux que le mal.

Une porte fermée n'est pas mieux qu'une porte ouverte. Il est parfois utile de la fermer, parce qu'il fait froid dehors, mais parfois nous l'ouvrons pour aller d'une pièce à une autre.

Nous ne pouvons mettre réellement une thérapie en œuvre qu'en acceptant que tout symptôme, tout comportement, procède d'une stratégie de survie où une personne par exemple s'est fermée pour ne pas ressentir le manque de chaleur de son environnement. À partir de ce moment, nous pouvons ramener le patient au point où son symptôme constituait pour lui une réaction de défense, parfois vitale. C'est-à-dire une réaction qui devait détourner une détresse intérieure ou extérieure.

> La **thérapie** suppose donc le **rappel des faits** oubliés, de leur intégration et acceptation au niveau conscient.

Quand nous avons suffisamment ramené les faits de notre passé au niveau conscient, nous comprenons les liens qui rattachent tous les événements, émotions et êtres entre eux. Nous gagnons l'intelligence de l'unité de toute chose (point 5, page 22).

- À ce niveau, les essences florales de Bach sont remarquables pour aider à se *remémorer les faits du passé.*

Quand Bach parle, par exemple, de l'amour égocentrique de soi, il pense à sa forme névrotique. Il ne faut pas la confondre avec une saine estime de soi qui est la base même de la santé physique et psychique. Selon mon expérience, les personnes qui s'estiment et qui accordent de l'attention à elles-mêmes sont en même temps celles qui prennent le plus grand soin de leur environnement. (Aime ton prochain *comme* toi-même !)

Le système du couple

En élargissant l'image de l'unité du corps et de l'âme, nous constatons que :

- L'**âme** ne transmet pas seulement *l'énergie de son malaise au corps*, mais qu'elle en infeste également l'*environnement social* en projetant les parts indésirables de sa personnalité sur l'« autre ».
- Une personne peut aimer chez l'autre ses propres qualités du fait qu'elle-même se sous-valorise.
- Ou bien, elle cherche un partenaire qui représente ses propres côtés négatifs ; dans ce cas, elle se dérobe à la nécessité de vivre elle-même ses parties négatives incriminées.

L'expérience quotidienne prouve que les *parts d'ombre* sont plus souvent *combattues* qu'aimées chez son vis-à-vis. Le fer de lance subtil et imparable de ce combat est constitué par la morale, notamment entre parents et enfants, où le pacte infernal s'énonce ainsi (et il est de l'intérêt de Hadès qu'il reste inconscient) : « Puisque je fais absolument tout pour toi, je te demande de te conformer à l'image que je me fais de toi. »

Cette situation aboutit au paradoxe suivant : nous ne pouvons pas nous enrichir mutuellement de nos potentialités sous-jacentes.

Dans le cadre des consultations, nous apprenons donc à nos clients à rester centrés sur eux-mêmes lors d'une altercation. La question qui se pose n'est pas :

- Que m'a fait l'autre ?

mais :

- Quelle émotion déclenche chez moi le comportement de l'autre, et de quelle façon est-ce que je réagis ?

Les relations de couple sont particulièrement éloquentes à cet égard.

- Je reçois sans cesse des clients qui ont délégué des parts d'eux-mêmes à leur partenaire et qui se sentent maintenant *incomplets*.

Prenons par exemple un couple, Pierre et Zoé, et supposons que Pierre est d'un type plutôt *calme*, alors que Zoé est plutôt *débordante d'énergie*. Au début, Zoé apprécie la force de Pierre qui lui vient de son calme, et Pierre est attiré par la vivacité de Zoé.

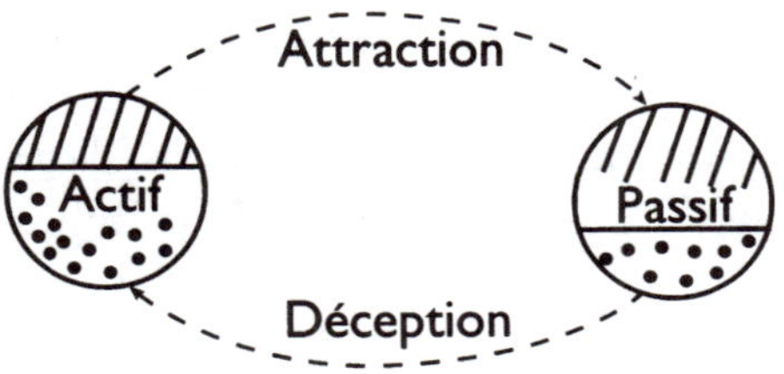

Fig. 2

Dans l'évolution de leur couple, Pierre devient encore *plus calme*, et Zoé encore *plus active*, de sorte qu'elle a l'impression qu'elle doit tout faire elle-même et que Pierre se contente d'être passif, tout au moins dans leur relation. Lui se sent impuissant – sans puissance – dans le fait, puisque sa femme hyperactive a déjà tout fait avant lui. Ce que chacun avait apprécié au départ chez l'autre et qui le déchargeait est devenu avec le temps une surcharge, parce que la femme a transféré sa part calme à son mari tandis que lui a transféré sa part d'énergie à sa femme.

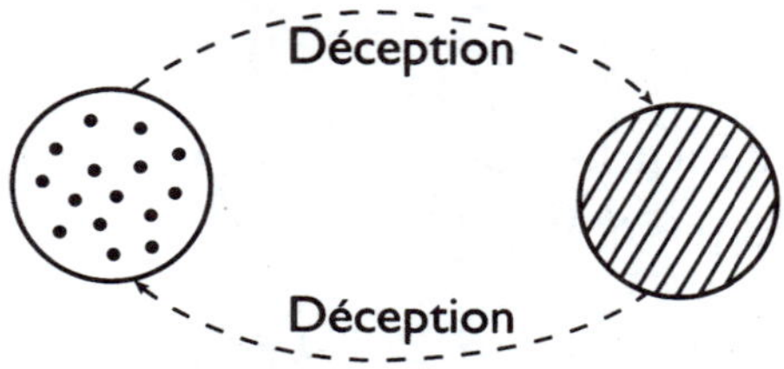

Fig. 3

Le lecteur pourra s'imaginer sans peine le déphasage entre ces deux rythmes et le vécu quotidien de ce couple.

La transformation du système « couple » en système « famille »

Supposons que Pierre et Zoé continuent à s'aimer et qu'ils maintiennent la relation malgré leurs problèmes. Ils décident de mettre en œuvre le plus grand acte créateur que puisse faire un couple, de vivre un moment de total épanouissement : la naissance d'un enfant commun.

Le système se transforme, le couple devient une triade.

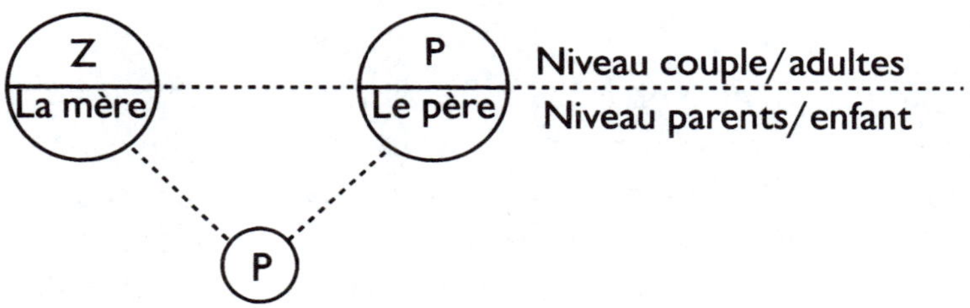

Fig. 4

Le couple vit une transformation radicale.

- L'amour du partenaire n'est plus au premier rang. C'est l'amour de l'enfant, appelons-le Paula, qui devient prédominant.

Alors que la grossesse permet à la femme de s'adapter déjà intérieurement à l'enfant à naître, l'homme, lui, ne peut y assister que de l'extérieur. Il ne lui est pas possible de ressentir dans sa chair ce qu'est une grossesse, bien que certains futurs pères développent les symptômes de celle-ci.

La naissance de l'enfant est également vécue de façon tout à fait différente par l'homme et par la femme. L'homme ne peut pas réellement concevoir les douleurs liées à l'accouchement, tandis que la femme trouve les sentiments d'impuissance de l'homme négligeables face à sa souffrance du moment. Après la naissance, l'enfant vit en symbiose avec sa mère. Et vivant contre son sein, il constitue dans le véritable sens du terme une barrière entre le couple, sans parler de l'effort physique et psychique nécessaire réclamé aux deux, mais surtout à la mère. Les soins constants qu'il faut accorder à un nourrisson poussent les adultes nécessairement, tant sur le plan physique que psychique, à leurs limites, malgré tout l'amour qu'ils peuvent porter à leur enfant.

❀ Le grandiose événement d'avoir un enfant comporte donc en même temps un *grand danger* pour le contact et l'échange au niveau du couple (principe de polarité).

Ainsi, cette époque fournit une base féconde pour de multiples malentendus, et souvent s'élève la question si l'on est encore aimé de son partenaire.

Si le couple survit à cette crise (grec *crisis* = « décision, tournant décisif »), l'enfant se tournera petit à petit vers son père pour se détacher de sa relation symbiotique avec la mère. Puis, vers trois ou quatre ans, il se créera davantage de contacts personnels, hors la famille, au jardin d'enfants.

❀ C'est ici que se situe une nouvelle phase importante pour le couple, puisque Pierre et Zoé peuvent enfin se reconnaître de nouveau en tant que partenaires relationnels. Ils devront constater que beaucoup de choses ont changé.

Zoé est devenue femme dans un sens plus profond, c'est-à-dire que sa féminité s'est enrichie de la composante « mère » ; Pierre, lui, a entre-temps enrichi sa masculinité de la composante « père ».

Le couple doit maintenant se *trouver de nouveau.* Les deux partenaires doivent renouveler leur relation s'ils désirent qu'elle dure ; ils doivent tomber amoureux et se conquérir de nouveau. Mais même si ce processus se déroule positivement, il y aura toujours des parts inconscientes dans ce couple. D'autres problèmes vont surgir qui pèseront sur la relation.

❀ Cependant, ces *confrontations* se passeront à l'intérieur d'un nouveau système de relations, il y a une surface de projection supplémentaire en la personne de Paula.

Ce couple, marqué par des crises, pourrait donc venir consulter en relatant le problème suivant :

« En vérité, tout va très bien pour nous. À travers nos bagarres des débuts, nous avons finalement trouvé notre équilibre (dira Zoé enthousiaste, tandis que Pierre acquiescera d'un signe de tête). Tout serait parfait si Paula n'avait pas recommencé ses crises d'énurésie nocturne, et cela à l'âge de sept ans. C'est sûrement le stress de l'école qui en est responsable ; il faut dire aussi que la maîtresse est vraiment… »

Larmes retenues

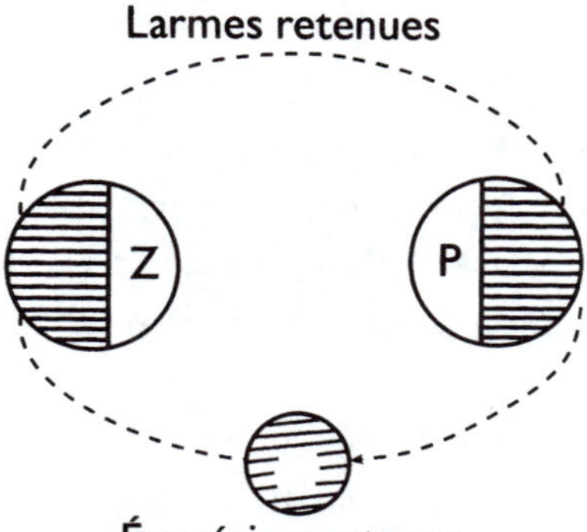

Énurésie nocturne

Fig. 5

Le lecteur qui s'est familiarisé entre-temps avec la « systémique familiale » sentira poindre un aléa pour la relation. Bien sûr, nous pouvons croire les paroles dites de Zoé et les paroles non dites de Pierre concernant le *vécu* de leur relation ; mais nous pouvons diriger en même temps notre regard sur les parts *non vécues* de chacun d'eux. Eux-mêmes s'étant accommodés à l'intérieur de leur système, il ne sera pas difficile de trouver les liens entre les différents phénomènes.

Même si l'on admet le stress de Paula et la faiblesse de sa vessie pour expliquer son énurésie nocturne, pour la thérapie familiale **systémique** l'enfant se décharge des larmes retenues de ses parents.

Pour maintenir l'apparence d'une famille intacte, saine, et d'un couple normal, sans problème, il faut nécessairement *évincer les parts dérangeantes du système relationnel* et les projeter sur les enfants. Ceux-ci s'en chargent par amour pour leurs parents, et les parents à leur tour feront tout pour protéger les enfants et les soutenir pour qu'ils puissent juguler leurs symptômes.

Il s'ensuit un *cercle intense d'amour réciproque*.

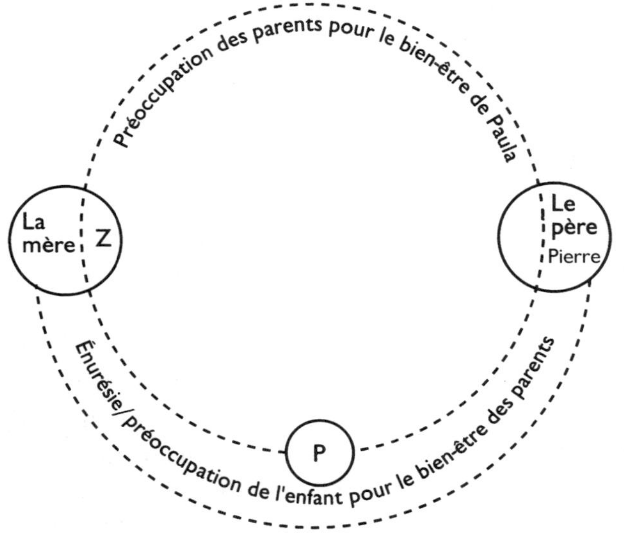

Fig. 6

Laissons de côté d'autres cercles d'amour et leurs évolutions possibles, comme par exemple un deuxième enfant, une séparation, des infidélités, la crise de la cinquantaine, le départ de Paula du foyer et plus tard son mariage, les petits-enfants, la vieillesse du couple.

❀ Il sera néanmoins perceptible que les modèles comportementaux de Pierre et Zoé ont fortement imprimé leurs marques sur l'âme de la petite Paula.

C'est munie de ces expériences qu'elle abordera ses propres relations, et le contact avec ses enfants en sera imprégné à son tour. Il est possible que Paula réplique le schéma de ses parents, mais il est également possible qu'elle essaye de faire tout le contraire. Et ceci peut aussi être une réplique.

Je ne ferai qu'une courte mention des *problématiques* qui s'étendent sur *plusieurs générations;* **l'homéopathie** les désigne sous le terme de **miasmes**.

Paula pourrait aussi s'identifier à un arrière-grand-parent, un grand-parent ou un autre membre de la famille qui a été exclu à un moment donné en raison d'une *déficience morale*.

❀ Dans ce cas, par son comportement, elle ferait réintégrer cette personne dans la structure familiale.

Une autre correspondance pourrait être le *deuil non vécu* d'un ancêtre par rapport à un membre de la famille porté disparu ou décédé.

Cet aspect frappe souvent les Allemands chez qui les deux *guerres mondiales*, dont ils étaient à la fois les initiateurs et les grands perdants, ont influencé de façon déterminante la psyché et le système émotionnel. Les hommes, notamment, y trouvent source à problème parce que l'identification à leur propre masculinité se trouve faussée.

Je me hasarderai même à affirmer que la véritable *génération d'après-guerre* est constituée des naissances après 1965-1970. Les générations précédentes, dont les parents et grands-parents ont tous vécu les horreurs de la guerre, en sont, sous l'angle de la dynamique familiale intergénérations, encore largement imprégnées.

❀ Il n'est en effet guère possible que les générations qui ont subi le choc d'une guerre puissent encore de leur vivant résorber ces traumatismes.

Dans l'immédiat après-guerre, il s'agissait avant tout d'assurer son existence matérielle ; il n'y avait pas de place pour des états d'âme. C'est pourquoi il incombe aux générations suivantes d'accepter cet *héritage émotionnel* qui est la contrepartie de l'héritage matériel. Goethe l'a formulé en ces termes : « Ce que tu as hérité de tes pères, accepte-le pour le faire tien. »

Le psychodrame – les sculptures, la mise en actes de la famille, les représentations dynamiques

❀ Le thérapeute familial systémique travaille en grande partie avec des *sculptures familiales* (*Familienskulpturen*).

J'ai pu en appréhender le puissant effet à travers ma propre thérapie.

Il y a quelques années, un auteur, Bert Hellinger, a publié ses travaux en portant en même temps cette technique à la connaissance d'un plus vaste public.

Le grand précurseur de ces divers courants thérapeutiques fut sans doute Jacob Moreno, qui a inventé dans les années 1920 le *psychodrame*. Moreno incitait ses clients à représenter leurs conflits psychologiques en *improvisant* en groupe des *scènes* spontanées basées sur des associations d'idées.

Cette technique a été reprise, au début des années 1970, par Virginia Satir qui l'a adaptée au système familial. Dans ses consultations, elle faisait jouer aux différents membres d'une famille les scènes conflictuelles qui les opposaient dans le quotidien ; à travers ces représentations, les patients acquéraient de nouvelles possibilités de vivre en commun.

Cette **représentation théâtrale du groupe familial** fait apparaître également les conflits *intergénérations ;* cependant, les différents membres de la famille ne sont pas en action. Leur rôle consiste simplement à exprimer le *ressenti* de chacun. C'est au thérapeute d'induire les modifications dans le groupe.

❀ Je nomme ma technique de travail une **représentation dynamique**, puisque je commence habituellement par l'**image interne**.

Ces représentations dynamiques trouvent ensuite leur animation à travers mes propres impulsions ou celles des représentants du système, suivant la situation et mon intuition. Si j'en sens la nécessité, je fais interagir divers éléments psychologiques. En employant par la suite le terme de « représentation », il s'agira toujours d'une *représentation dynamique*.

J'esquisserai ici brièvement le déroulement possible d'une **séance de travail :**

❀ Le protagoniste choisit dans un groupe de personnes celles qui *représenteront* sa *famille* d'origine. Il les dispose dans la pièce à sa guise et choisit ensuite son propre emplacement.

❀ Afin de renforcer le champ énergétique, nous accentuons la **posture corporelle** de certaines personnes, et nous créons, comme un sculpteur, une **sculpture de groupe** ou la **sculpture d'une personne seule**.

❀ Pour intensifier la dynamique, nous fournissons aux participants quelques phrases-clés, et nous amenons les *sculptures, figées jusqu'à présent, au mouvement.*

❀ Le procédé sera guidé suivant la demande ou le **problème** qui ont amené le client à consulter, et les **réactions** de celui-ci face aux **renforcements** que nous apportons dans la représentation. Il suffit parfois d'un simple geste pour déclencher des réactions émotionnelles – en rapport avec son problème – chez le protagoniste.

- En suivant l'énergie interne du système, nous établissons le **contact** entre le client et le **représentant** du **membre de la famille**, source du **conflit**. En revivant dans un cadre neutre et protégé son conflit, en acceptant de revivre des moments d'émotion tant agréables que désagréables, le client peut commencer un travail de réconciliation ou, si son âme est prête, à se réconcilier totalement avec le membre de la famille conflictuel.

On peut supposer que tous les êtres humains disposent d'un fond commun d'émotions et que la personne qui joue le représentant d'un tiers s'y relie, ce qui lui permet de saisir l'arrière-plan profond de la personne représentée.

- Certaines tournures de phrases, certaines attitudes, certaines réactions corporelles ou maladies sont exprimées par le représentant avec un tel réalisme que non seulement le client, mais aussi moi-même, ne cessons d'être étonnés.

Ce phénomène est d'autant plus marquant que le *représentant* ne dispose en général d'*aucune information* sur la personne représentée. La raison appartient au royaume des spéculations, mais je puis assurer que le fait se reproduit couramment.

Représentations dynamiques et essences florales

Avant de fournir quelques exemples sur la façon d'intégrer la systémique familiale dans la pratique des essences florales, je souhaiterais **mettre en garde** contre toute improvisation dans ce domaine. Cette technique ne se prête pas à l'intégration dans un autre système de travail sans qu'on en ait fait auparavant l'expérience soi-même.

J'insiste donc sur le fait qu'il faudra absolument suivre une formation en **thérapie familiale systémique** avant de mettre en œuvre cette technique. Cette forme thérapique dispose d'un grand nombre de techniques dont le système de représentation dynamique de la famille n'est qu'un aspect. Tout le potentiel de ces représentations ne se dévoile qu'à travers son propre *vécu* et *ressenti*. En participant à des représentations, avec tout leur *impact visuel et émotionnel*, l'on parvient à ressentir l'énergie qui circule dans un tel système. Si l'on se destine ensuite à l'exercice professionnel de ce système, il sera nécessaire - tout au moins au début - de le faire sous la *supervision* d'une personne expérimentée.

(W. Pink propose des formations à but professionnel. N.D.T.)

Principe de base de la thérapie familiale systémique :

❀ **Quand une partie du système change, tout le système change.**

Ce principe est primordial quand on travaille avec les essences florales. En effet, en introduisant les essences florales dans le système psychocorporel d'une personne, d'un couple ou d'une famille, on modifie tout l'équilibre existant du système.

Pour illustrer ce propos, j'indiquerai quelques représentations dynamiques que nous avons expérimentées dans notre groupe de travail « essences florales et thérapie systémique ». Il s'agit donc de techniques, de groupes.

Exemple 1

Un couple porte le deuil de son enfant mort.

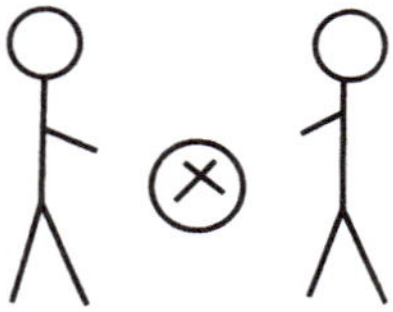

Fig. 7

Il apparaît clairement que ce couple est d'une part *séparé* par l'enfant mort, et qu'il est d'autre part *lié* par le deuil commun. Un contact direct et vivant entre les deux partenaires est actuellement impossible ; la *vivacité de la relation* a suivi en quelque sorte l'enfant dans sa tombe. La mère éprouve l'envie de suivre son enfant, tandis que le système émotionnel du père est figé lui rendant impossible de ressentir sa tristesse et de s'agenouiller devant l'enfant mort, tant psychologiquement que réellement.

Les **représentants** du couple pouvaient ressentir ces faits ; en tant que thérapeute floral, vous réfléchissez sans doute dès maintenant aux essences correspondantes qui pourraient aider le couple.

❀ Nous avons sélectionné les fleurs de la « tristesse », telles que **Gentian** ou **Gorse,** en nous fiant à leurs indications de base, et nous les avons mises **dans les mains** du représentant de la mère seule, du père seul, des deux simultanément et du représentant de l'enfant.

Les différentes fleurs n'apportaient que peu d'amélioration.

❀ C'est une fleur sélectionnée intuitivement – **Wild Oat** – qui a produit le changement décisif quand nous l'avons mise **dans la main de l'enfant**.

Aussi bien la mère que le père avaient besoin de l'impulsion de **Wild Oat** pour trouver une nouvelle possibilité de *vivre leur deuil* et le *contact direct* avec leur enfant mort.

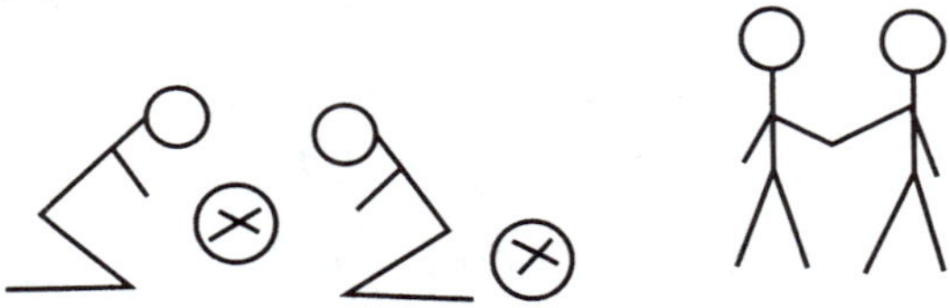

Fig. 8 et 9

Suivant cette représentation, les deux parents ont reçu l'essence de **Wild Oat**.

La mère pouvait se détacher de son enfant mort, et ses idées de vouloir le suivre dans la tombe disparaissaient en même temps. Le père s'est remis de son choc psychologique qui l'avait figé. Il pouvait ressentir sa tristesse et pleurer son enfant mort. Le couple s'est retrouvé dans le deuil porté conjointement dans l'ici et maintenant.

Exemple 2

Je me souviens tout particulièrement d'un cas où j'assurais la supervision. Un couple qui vivait ensemble depuis plusieurs années avait décidé de se marier pour se conformer aux attentes de son entourage.

La thérapeute avait imaginé la représentation suivante :

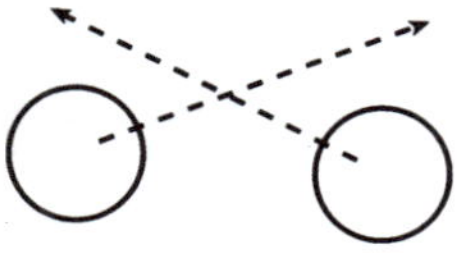

Fig. 10

Les flèches font apparaître que les deux personnes placées côte à côte n'entraient pas en contact direct entre elles. Les symptômes émotionnels et physiques du couple s'intensifiaient après prise des **essences florales** prescrites pour provoquer un rapprochement.

- Chez l'homme : des problèmes d'estomac.

- Chez la femme : sensation de solitude qu'elle pensait pouvoir compenser par le mariage.

Afin d'intensifier la thématique, nous avons mis en scène un mariage devant l'état civil. La représentante de la femme avait des peines inouïes pour tenir son rôle ; elle ne cessait de dire : « Non, cela ne va pas, elle ne peut pas faire cela, non, elle ne le veut pas. »

- Nous avons appris quelques jours plus tard que la femme était tombée malade au point qu'il fallut annuler le mariage.

Exemple 3

Une autre technique consiste à faire **personnifier** les éléments psychologiques afin de les contacter activement, comme ici la *peur*.

La peur empêchait la cliente de prendre des décisions importantes pour son avenir et de mettre en œuvre les moyens nécessaires.

La peur personnifiée, importune la cliente, la pince, la persécute, en lui lançant des phrases telles que : « Fais attention ! », « Ne fais pas cela ! », « Cela va échouer ! », etc.

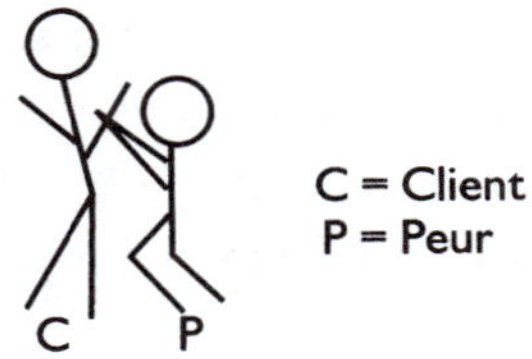

Fig. 11

Le thérapeute floral réfléchira à l'essence qu'il aurait prescrite dans ce cas. L'effet décisif fut atteint avec **Crab Apple**.

Cela pourra surprendre, mais la représentation dynamique faisait ressortir qu'il fallait une clarification, l'*élimination des idées fausses sur la fonction de la peur.*

❀ C'est donc **Crab Apple** qui soutenait le mieux le processus de transformation de la peur vers la prévision prudente de l'action.

Exemple 4

Chez un autre client, le cas s'énonçait presqu'à l'identique du précédent. Cependant, la représentation dynamique faisait ressortir qu'il s'agissait ici de soutenir le *courage*. Et c'est donc une autre essence florale qui s'imposait, **Olive**.

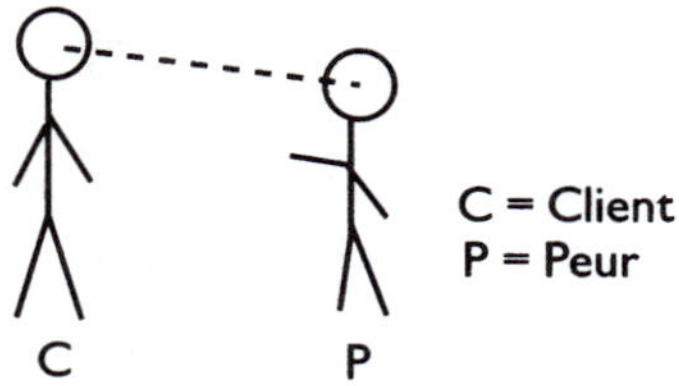

Fig. 12

Les résultats différents des **exemples 3 et 4** font ressortir tout l'intérêt des représentations.

❀ Sur une base presque identique, l'*énergie sensible du système* aboutit à des résultats différents, individuels, qui se confirment tous les deux dans la pratique.

Les représentations dynamiques à une seule personne

Le lecteur se demandera peut-être comment il pourra utiliser les exemples précités dans sa pratique quotidienne.

❀ Dans la pratique quotidienne, il est possible de remplacer les acteurs par des **objets symboliques.**

Pour travailler avec des objets symboles et avoir la perception formelle des énergies en jeu, il faut cependant être familiarisé avec les représentations concrètes. En travaillant avec un symbole, il n'est pas toujours possible de ressentir la dynamique correspondante, et en même temps il manque le vis-à-vis, le partenaire. Vous devrez donc appréhender ces deux pôles en même temps.

❀ Il est impossible de faire un bon travail avec les objets symboliques si l'on n'a pas appris la technique par des *représentations dynamiques concrètes* et par du travail personnel.

J'utilise souvent des *chaises* pour symboliser les représentants du conflit, puisqu'elles offrent à mon client et à moi-même la possibilité de nous y asseoir et de ressentir la dynamique qui régit le système. Je connais cependant des praticiens qui travaillent avec des *chaussures*, de *petites figurines*, des *coussins*, des *animaux en peluche*, ou même avec les objets tirés de leur sac à main.

❀ Quels que soient les objets symboliques utilisés, il faut qu'ils *plaisent* à l'utilisateur et qu'ils *correspondent à sa personnalité.*

EN GUISE DE CONCLUSION

❀ Il semble que les *représentations dynamiques* offrent un champ presque infini de possibilités pour détecter les lois qui gouvernent le comportement humain.

Il existe bien sûr des dimensions de la psyché qui dépassent le cadre de la thérapie familiale systémique. C'est pourquoi une association de plusieurs approches peut donner de bons résultats. Comme je l'ai déjà indiqué, je n'ai pas seulement fait de bonnes expériences avec l'association **représentations plus essences florales**, mais également avec les associations suivantes : représentations plus astrologie, représentations plus structures karmiques, représentations plus rappel des vies antérieures.

Je suis néanmoins convaincu que certains *cercles ésotériques* recherchent trop souvent les causes des conflits psychologiques en dehors de l'incarnation présente.

❀ L'expérience me prouve sans cesse que le **système généalogique de la famille** représente le point culminant des évolutions karmiques.

C'est pourquoi la systémie familiale permet de *résorber* même de très anciens conflits. Parfois, j'ai même l'impression que certaines explorations, telles les excursions dans les vies antérieures, ne servent que de bouclier pour éviter de se reconnaître dans le **miroir de sa propre famille**, c'est-à-dire l'endroit où l'on se reflète avec le plus d'acuité.

Le reflet dans ce miroir, dans toutes ses formes, qu'il soit concave, convexe ou de toute autre conformation est plus aisé à supporter et plus facile à manier à l'aide des essences florales.

N'étant moi-même pas un spécialiste de la thérapie florale, je ne peux pas évaluer ce qu'elle a gagné par l'association avec la thérapie familiale systémique. Le grand intérêt pour Béatrice Mark consistait à découvrir à travers les **représentations dynamiques** les motivations et les structures cachées ou inconscientes, et à les faire s'exprimer dans toute leur clarté.

❀ La sélection des essences florales se trouve ainsi facilitée, notamment dans les cas d'urgence qui demandent un soutien rapide par la thérapie florale.

Nous sommes devenus conscients, à travers notre travail commun, que l'association des deux systèmes comporte un grand potentiel de développement. Le lecteur s'en persuadera aisément en commençant à travailler sous les deux méthodes associées.

ANNEXES

Bibliographie

Bibliographie pour la traduction française

Codex, Pharmacopée française, septième édition, 1949.

Paul Schauenberg et Ferdinand Paris, *Guide des plantes médicinales*, Delachaux & Niestlé, Neuchâtel (Suisse).

Fernand Martin, *Les mots latins*, Hachette.

Mechthild Scheffer, *Les 38 quintessences florales du Dr Edward Bach*, Éditions Librairie de Médicis.

Marie-Louise Pierson, *Guide des psychothérapies*, Bayard Éditions.

L'auteur

Née en 1954, Béatrice Mark exerce depuis 1988 le métier de *Heilpraktiker* (thérapeute de santé/naturopathe) à Munich. Dès le début de son activité professionnelle, elle a placé les essences florales au centre de sa thérapie.

C'est en 1983 qu'elle s'est orientée vers la naturopathie. Deux rencontres décisives ont profondément marqué les conceptions de Béatrice Mark. Il s'agissait de deux médecins psychothérapeutes, le Dr Hans Niehues et le Dr Christiane Frenk-Carius, dont le contact a été particulièrement fructueux. Les expériences personnelles et professionnelles dues à ces deux praticiens ont été complétées par l'étude de la naturopathie et celle d'une psychothérapie corporelle à destination de groupes, auprès de Christine Gräff et de Martin Pfäfflin. Ces diverses formations furent enrichies par la thérapie florale qui appréhende l'être humain dans l'ensemble de sa structure psychocorporelle. Béatrice Mark intègre à ses thérapies les pratiques du *Reiki*, du chamanisme et des guérisseurs philippins. À travers ses séminaires, l'auteur n'a de cesse de proposer ces thérapies sous des aspects pratiques et pragmatiques, en les débarrassant de leurs déguisements souvent ésotériques.

Afin de mettre à la disposition d'un large public – praticiens et utilisateurs – les bienfaits de ces méthodes, tout en lui garantissant des conseils compétents, Béatrice Mark a ouvert en 1996 à Munich le premier magasin spécialisé en essences florales : DEVA. Depuis 1997, l'auteur fabrique ses propres essences : les essences Maui de Hawaii, distribuées sous la marque Ahinahina & Co.

conception
réalisation
mise en page
pca
44405 Rezé cedex

Achevé d'imprimer en avril 2012 par EMD S.A.S. – 53110 Lassay-les-Châteaux
N° d'impression : 26541 – Dépôt légal : avril 2012

Imprimé en France